李兆申院士 团队谈消化道癌防治

消化道癌可治也可防

胃癌

主编 李兆申

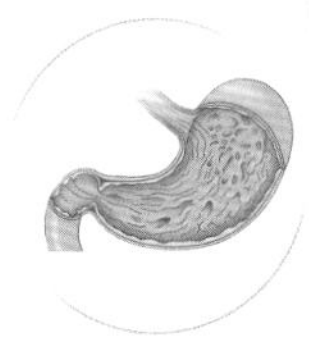

上海科学技术出版社

图书在版编目（CIP）数据

消化道癌可治也可防．胃癌／李兆申主编．—上海：上海科学技术出版社，2019.4
（李兆申院士团队谈消化道癌防治）
ISBN 978-7-5478-4396-3

Ⅰ.①消…　Ⅱ.①李…　Ⅲ.①胃癌—防治　Ⅳ.①R735

中国版本图书馆 CIP 数据核字（2019）第 053755 号

消化道癌可治也可防·胃癌
主编　李兆申

上海世纪出版（集团）有限公司
上　海　科　学　技　术　出　版　社　出版、发行
（上海钦州南路 71 号　邮政编码 200235　www.sstp.cn）
上海雅昌艺术印刷有限公司印刷
开本 889×1194　1/32　印张 6
字数：150 千字
2019 年 4 月第 1 版　2019 年 4 月第 1 次印刷
ISBN 978-7-5478-4396-3/R.1818
定价：38.00 元

内容提要

本书主要围绕普通群众最关注和担心的 100 个胃癌相关问题，用通俗易懂的语言，介绍胃癌的基础知识和发病危险因素，并着重强调了早期预防、发现和治疗胃癌的理念和方法。和当前一些科普图书相比，本书在胃癌预防与筛查方面内容占的比重比较大，充分体现了早防、早诊、早治的理念。

本书由李兆申院士及其团队倾心打造，编者都是临床一线青年骨干，并由消化内科资深专家审稿，旨在向广大人民群众、基层卫生与社区医疗服务人员和体检中心的工作人员，以问答的形式，配合生动的插图，对胃癌的预防、筛查、诊断和治疗进行全方位展示，让读者对胃癌的防治有比较明晰与理性的了解，让更多的老百姓关注筛查、了解筛查和参与筛查，更多地从筛查中获益。

编者名单

主编

李兆中

审稿

王洛伟 黄 文 李淑德 王凯旋 李 平 蔡全才

编者

（按姓氏拼音排序）

安 薇 常 欣 陈 燕 方 军 冯拥璞 符宏宇 高 杰
高 野 顾 伦 郭洪雷 郭继尧 郭杰芳 郭晓榕 韩 涛
韩 煦 郝 璐 何 林 黄浩杰 季钧淘 冀凯宏 贾方洲
姜春晖 姜梦妮 蒋 斌 蒋 斐 蒋 琪 蒋 熙 孔凡扬
孔祥毓 李白容 李家速 李 军 李诗玉 李玉琼 林 寒
刘爱茹 刘 杰 刘牧云 刘 晓 刘 雨 吕顺莉 马 丹
马佳怡 毛霄彤 孟茜茜 孟雨亭 潘 骏 潘 鹏 钱阳阳
茹 楠 宋英晓 苏晓菊 孙 畅 孙洪鑫 孙力祺 孙笑天
唐 健 唐欣颖 田 波 汪 鹏 王 丹 王 华 王润东
王树玲 王 腾 王天骄 王元辰 王宇欣 王域玲 王智杰
吴 浩 吴佳艺 吴 优 夏 季 夏 天 谢 璐 谢 沛
辛 磊 徐佳佳 杨 帆 杨怀宇 姚 瑶 于齐宏 曾祥鹏
曾彦博 张 莳 张 玲 张平平 张炎晖 赵九龙 赵胜兵
赵朕华 周春华 周 玮 朱春平 朱佳慧 庄 璐 邹文斌

编写秘书

冀凯宏 孟茜茜 王 丹 王树玲 常 欣 赵胜兵 高 野

绘图

潘镇华 王雨嘉 徐锡花

前言

随着我国经济的持续发展和人民生活水平的不断提高，人民的医疗卫生状况得到根本性改善，人均寿命不断延长，平均达到 76. 4 岁，居于中上等国家水平，实现了历史性跨越。然而，与人均寿命延长相伴的是癌症发病率不断升高。消化系统作为人体与外界进行物质交换最为重要的部位之一，其恶性肿瘤的发病率占据了所有癌症的 50%。在这样严峻的现实中，最令消化科与消化内镜医生感到担忧和痛惜的是我国消化道恶性肿瘤的早期诊断率低，绝大多数消化道癌发现时已为晚期，即使经过昂贵的治疗， 5 年生存率依然很低，数以百万计的食管癌、胃癌和大肠癌患者 “因癌返贫，因癌致贫”。值得庆幸的是，国内外多年的临床实践和经验表明，消化道癌是所有恶性肿瘤中为数不多的完全可通过定期体检或筛查来实现早诊、早治的癌症，同时良好的生活方式和习惯也可明显降低消化道癌的发病率。日韩及欧美国家通过消化道癌筛查，大幅降低了食管癌、胃癌和大肠癌的发病率，挽救了数百万人的生命与健康。这些成果的取得，离不开民众对筛查认知和参与度的提高以及日趋完善的筛查体系，其宝贵经验值得我们学习和借鉴。

党的十八大以来，习主席及党中央提出了建设健康中国的宏伟目标，明确指出“没有人民的健康就没有全民的小康”。作为消化内科医生，我们始终把“发现一例早癌，救人一命，拯救一个家庭，幸福一家人”作为使命和座右铭。这激励着我们不仅要提升操作技能、提高识癌辨癌的本领，更要将癌症早预防、早发现和早治疗的理念传递给广大的人民群众，建立专家、媒体、制度三位一体的权威消化道肿瘤科普体系，让更多的老百姓关注筛查、了解筛查、参与筛查，更多地从消化道癌筛查中获益。近几年来，李兆申院士团队深入基层，广泛调研，聚集全国智慧，集中力量做大事，取得了较好的成绩，无论社会效益还是经济效益都十分可观，并形成了一整套便捷可行的消化道癌防控体系。基于此，李兆申院士团队在广泛参考相关资料的基础上，编写了这套图文并茂、内容丰富、通俗易懂的科普丛书。

本套丛书分为三册，分别讲解食管癌、胃癌和大肠癌。每个分册均围绕癌症防治相关知识编写了 100 个老百姓最为关注的问题，并用通俗的语言给出了专业性解答。希望在解答好消化道癌疑惑的同时，结合当前我国正在开展的防癌控癌工作，突出筛查对消化道癌早期诊断和治疗的重要价值，提高广大群众及医务工作者对筛查的重视程度和参与度，有效地推动我国消化道癌筛查工作，实现消化道癌的早诊早治；同时为广大群众、基层卫生服务人员和体检中心工作人员提供消化道癌防治的基本知识 。作为科普读物，本丛书力求直面临床实践所关注的现实问题，希望能够将详实的科学知识以通俗易懂的方式展示给读者。本套丛书编撰过程中注重图文并茂，精选生动形象的插图突出关键信息，并邀请医学绘图专业人员绘制了精美示意图，以增加文章的可读性和趣味性。我们相信，这是一套能够系统解决大家对消化道癌防治的种种疑惑，帮助大家获取癌症早预防、早发现、早治疗方法的趣味科普读物。

本套丛书的编撰离不开国家消化病临床医学研究中心（上海）和国家消化道早癌防治中心联盟成员单位专家团队的大力支持，在此特向有关编者、秘书和审稿专家表示感谢！由于笔者水平有限，编写时间仓促，虽经反复审校，但难免会有不当或不足之处，恳请广大读者和各位专家批评指正！

编者

2019 年 2 月

目录

基础知识

罹患胃癌的风险

幽门螺杆菌与胃癌

胃部疾病与胃癌

胃癌检查方法与筛查

中晚期胃癌的治疗

基础知识

1

胃在哪儿，结构如何

在日常生活中，我们常能听到周围的人说自己“胃不好”，经常用手揉搓自己肚脐上方来缓解不适。很多人认为肚子上方就是胃，这个地方不舒服肯定是胃出了问题，于是参照网络、电视等媒体上报道的“养胃秘方”自行调理起来。那么，大家知道胃在人体的什么部位吗？上腹部不舒服一定是胃出了问题？胃的结构又是怎样的呢？

胃是人体消化道的一部分，位于腹腔，上接食管，下连十二指肠。胃的大部分位于左季肋区，小部分位于腹上区。胃前壁与肝、腹前壁相邻，后壁与胰腺、左肾上腺、横结肠及脾等结构相邻。根据胃在人体的“地理位置”，我们可以看到“胃病”的确可以导致上腹部

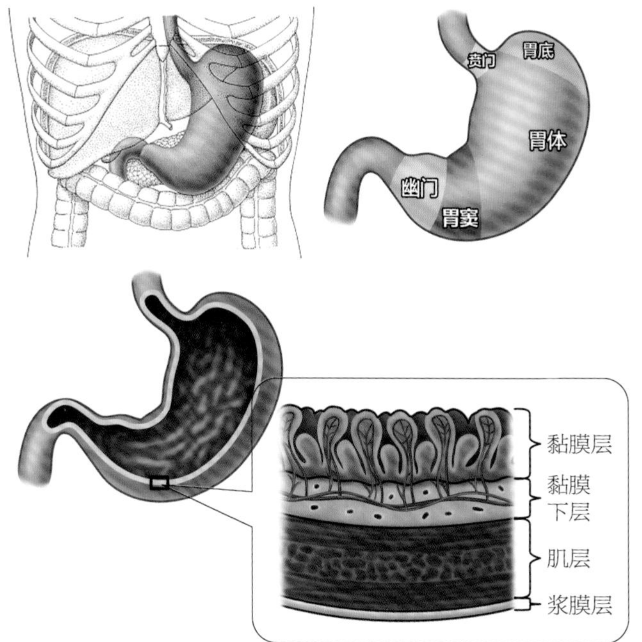

不适，但鉴于胃有肝、胰腺、肠道等很多的“邻居”，上腹部的不舒服也可能不是“胃病”在作怪，而是其他器官亮起了“红灯”，因此一旦身体出现了不适，我们要及时到医院做全面的检查，切记不能“自行诊治”。

说完了胃的位置，我们再来谈谈胃的结构。胃可分为四个部分，包括贲门、胃底、胃体和幽门。贲门为胃的入口，与食管相接。胃底位于贲门左侧的膨隆部分，高于贲门。胃体是胃的大部分，位于胃底和幽门之间。幽门是胃的出口，与十二指肠相连。胃壁由内向外分为黏膜层、黏膜下层、肌层、浆肌层，胃的黏膜层包含有胃的各种腺体，胃的肌层在神经的调控下起收缩、舒张的功能，而胃最外层的浆膜可分泌浆液，起到润滑、减少摩擦的作用。胃癌由黏膜层发生，向外浸润生长，越往外发展，预后越差。

2

胃有什么功能

中国人讲“民以食为天”，我们的膳食文化丰富多彩，一部《舌尖上的中国》更是火遍大江南北，赚足了大家的口水，然而要想吃得好，消化需要好！胃是人体重要的消化器官之一，在食物的消化吸收过程中起重要作用，下面我们就来谈谈胃的消化功能。

胃的消化功能主要分为机械性消化和化学性消化两个方面。

食物的机械性消化主要依赖胃的运动功能，有如磨盘一般，通过胃壁反复的收缩、舒张，使食物和消化液相混合，形成一种半流体状的食糜，并将其从胃缓慢地送入小肠，使其在小肠进一步的消化、吸收。3 类食物中糖类在胃中的排空速度最快，蛋白质、脂肪的排空速度相对较慢，也就是说吃米饭、面食等淀粉类食物最容易饿，吃肉类食物饱腹时间最长。胃运动功能的紊乱可导致诸如腹胀、腹痛等不适症状的出现。

食物在胃内的化学性消化主要通过胃液来实现。胃液是无色酸性液体， pH 为 0.9~1.5，胃液主要由水、盐酸（胃酸）、胃蛋白酶原

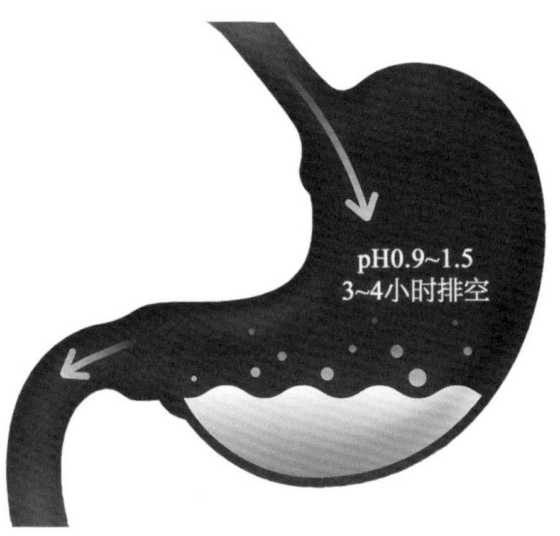

等成分组成。胃酸由胃的壁细胞分泌，可起激活胃蛋白酶原，使食物蛋白变性，更易分解，促进小肠内消化酶的分泌等作用。若胃酸分泌过多，会对胃及十二指肠黏膜产生破坏作用，是消化性溃疡形成的原因之一；若胃酸分泌不足，会引起腹胀、早饱等消化不良症状。胃蛋白酶原可水解食物中的蛋白质，帮助其消化吸收，胃蛋白酶原分泌异常提示胃部存在病变的可能。

3

为什么会嗳气和胃胀

嗳气俗称“打嗝”“打饱嗝”，而胃胀是一种胃脘憋胀的感觉。嗳气和胃胀，连同我们常说的食欲减退、反酸等，都属于消化不良的症状，常在进食后加重。

我们都知道正常人在饱餐后也会打嗝，但是如果你不管吃得饱不饱都要打嗝，而且打嗝比较频繁，你就要注意了，你的胃可能生病了。有一类消化不良，通常经过检查找不到具体的病变，可以理解为胃功能退化，我们叫它“功能性消化不良”，需要综合治疗来提高胃的消化功能。而另一部分则有明确的胃内病变，如得了溃疡病尤其是十二指肠溃疡的人就经常打嗝。这又是为什么呢？回想胃和十二指肠的解剖结构，这个问题其实不难理解。由于十二指肠起始端（球部）在结构上与胃的出口（幽门部）相连接，当十二指肠球部发生的溃疡

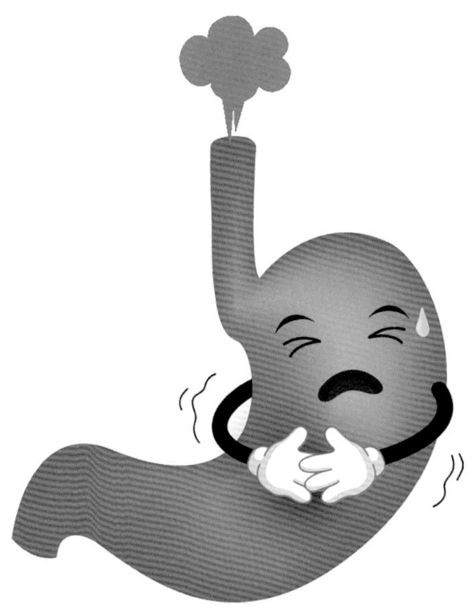

伴随着炎症、水肿会刺激幽门痉挛。同时，如果十二指肠球部长期溃疡则形成瘢痕，瘢痕挛缩又会引起幽门不畅，从而导致胃出口梗阻。有了这些问题的人吃进去的食物包括伴随食物咽下去的空气不能按正常速度排空，同时胃迟缓无力或胃扩张导致食物在胃内停留过长，会将食物残渣发酵产生气体，使胃内的压力进一步增高，因而就会出现上腹部的饱胀、压迫感即胃胀气。当胃出口阻力过大，部分气体和少量食物就会顺着胃的入口（贲门）逆流到食管和口腔，压缩的气体突然冲击声带，便会发出“嗝”的声音，然后经口发出，这样一个“嗝”就打出来了。

所以，如果溃疡病的患者反复出现“打嗝”现象，其实也是给我们很重要的提示：你的胃出口（幽门）不通畅了，也就是说病情有可能加重了，应尽早到医院检查和治疗。需要注意的是，除溃疡、慢性胃炎外，仍有其他导致消化不良、胃排空缓慢或幽门挛缩，进而发生胃胀、嗳气的疾病。胃外疾病如膈肌痉挛也可以导致打嗝，但很少有气体和液体反流入口腔，这种情况与我们常说的嗳气并不相同。

4 胃痛、胃部灼烧感是怎么回事

除了嗳气和胃胀，现在越来越多的年轻人会告诉医生自己胃痛，有时候像火烧的疼（临床称“烧灼感”），这又是怎么回事呢？胃痛和胃部烧灼感就像是你的胃在向你发出求救的信号，告诉你它“受伤了”。胃的这种“受伤”医生们也会解释为胃黏膜受损。我们都知道胃的内表面被一层叫作黏膜的结构覆盖，形成胃酸消化食物时人体自我保护的天然屏障。而一旦这层黏膜受到损害，胃酸及刺激性的食物残渣便会对没有黏膜保护的裸露胃组织产生伤害，进而产生疼痛的感觉。这样说大家应该明白胃痛和胃烧灼感的原因了吧。常见的胃黏膜损伤疾病包括急性胃炎、胃糜烂、胃溃疡。当然我们还要小心胃的终极敌人——胃癌，它也会让人有胃痛的感觉。不过大家不必过于紧张，胃癌在胃痛的人群中占的比例还是非常低的，而且还有一些独特的表现。

哪些因素会造成胃黏膜损伤，进而产生胃痛和胃烧灼的不适呢？

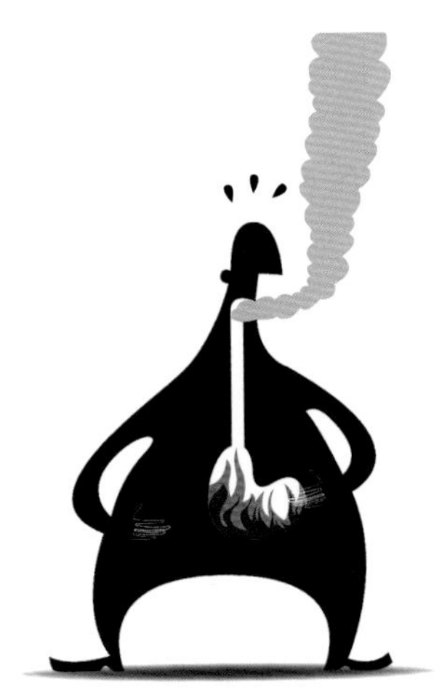

我们把原因分为三类：①理化因素，如食用过冷、过热、过于粗糙的食物，饮用浓茶、烈酒、刺激性调味料，服用特殊性药物如非甾体类抗炎药阿司匹林、吲哚美辛等。②细菌或毒素感染，多数为食用不洁食物引起，多合并肠炎，即急性胃肠炎。③其他，胃内异物或胃石、胃部放射治疗均可作为外源性刺激引起此症状。随着现代生活节奏的加快，年轻人不规律的饮食和睡眠习惯造成人体神经和内分泌调节节律的紊乱，也常诱发或加重胃的损害。

5

常见的胃部疾病有哪些

胃部疾病包括很多，最为常见和重要的包括胃炎、胃溃疡和胃癌。

(1) 胃炎

胃炎主要分为急性胃炎和慢性胃炎。急性胃炎是指各种原因导致的胃黏膜急性炎症反应。引起急性胃炎的原因很多，包括化学原因、物理原因、微生物原因和毒素原因。急性胃炎患者常表现为上腹痛、嗳气、恶心、呕吐和食欲减退等。临床表现轻重不等，但多发病急骤，有较为明显的致病因素，如暴饮暴食、大量饮酒或误食不洁食物、服用药物等。慢性胃炎是以胃黏膜的非特异性慢性炎症为主要病理变化的慢性胃病，也表现为食欲减退、上腹部饱胀憋闷、恶心、嗳气等。本病十分常见，占受胃镜检查者 80% ~ 90%，男性偏多，且年龄大者多见。慢性胃炎病程漫长，少数病情重者可造成营养不良、贫血，慢性胃炎中的慢性萎缩性胃炎已被认为是一种明确的癌前病变，

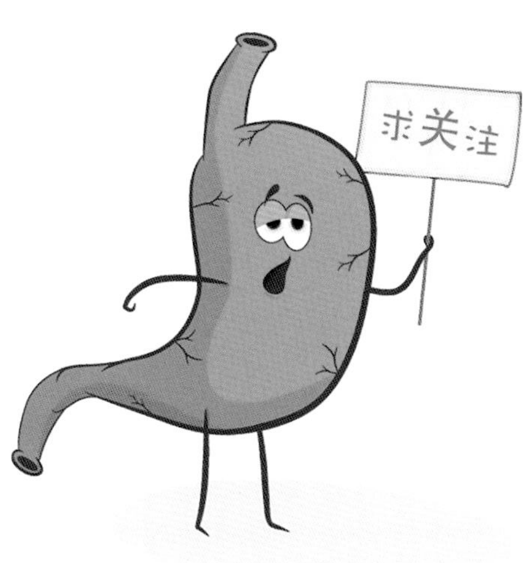

需复查监测。

(2) 胃溃疡

胃溃疡为我国最常见的多发病之一，也是一种全球性的多发病。胃溃疡是一种界限清楚的局限性组织缺损，可累及胃的黏膜层、黏膜下层和肌层，与胃糜烂不同。胃糜烂仅局限于黏膜层，不累及黏膜肌层，愈合后不留痕迹。而胃溃疡达到肌层，最深可达浆膜层，愈合后可遗留有瘢痕。目前诊断胃溃疡主要依靠钡餐检查和胃镜检查。

(3) 胃癌

胃癌是原发于胃部的恶性肿瘤，是国内外最常见的恶性肿瘤之一。经过多年研究，胃癌的发生是内在因素和环境因素共同作用的结果。目前已知主要的外在因素包括土壤和饮食。研究发现居住在来源于火山的土壤附近的居民胃癌发生率高，吃盐腌食物、熏制食物、生肉等人群易患胃癌，而多吃新鲜蔬菜水果的人群不易患胃癌。胃癌早期的症状多无特异性，如消瘦、乏力、食欲减退等，随着病情进展，腹痛症状日益加重，吃饭后疼痛加重，以致难以忍受。早期胃癌在服用治疗溃疡药物后疼痛可减轻，但也可因此错过诊治的最佳时间，因此如有消化道不适症状应尽早到医院就诊，避免自行服药。

6

胃不舒服要做哪些检查

在医院我们常面对各种大大小小的检查，那么出现胃部不适需要哪些检查来尽快确诊呢？胃部不适常用的检查包括胃镜、X线钡餐检查以及^{13}C/^{14}C呼气实验。另外，胶囊内镜等新型高科技检查手段也逐渐在临床开展使用。

(1) 胃镜

胃镜检查诊断结果可靠，操作过程安全，是目前检查胃部疾病最为常用的检查手段。但是胃镜检查也有它的缺点，最大缺点是镜体插入和胃部充气过程会给患者带来较重的不适感。哪些患者该做胃镜呢？其实，胃镜检查的适应证非常广，凡是怀疑有食管炎症、食管溃疡、肿瘤、狭窄、裂孔疝及食管静脉曲张者；怀疑有胃黏膜炎症、胃溃疡、肿瘤、胃癌以及十二指肠溃疡、炎症、憩室、癌、胃结石及上消化道异物者，都需要做胃镜检查。这里所说的上消化道异物是指故意或非故意吞下的枣核、鸡鱼骨头、牙签、刀片等。做胃镜的禁忌证多数情况下是相对的，但若有以下情况不能做胃镜检查：①严重的心肺疾病，无法耐受检查；②怀疑有胃肠穿孔者；③腐蚀性食管炎、胃炎；④急性重症咽喉部疾病，胃镜不能插入者；⑤生命处于休克或危重状态者；⑥不能合作的精神病患者或严重智力障碍者。正常人群行内镜检查发生并发症的概率极低，约0.03%～0.2%，严重并发症更是低于万分之一。

(2) X线钡餐检查

胃镜检查图像的呈现具有直观生动的优点，对胃部病变可以取组织行病理活检甚至直接行胃镜下治疗。不过，胃镜检查需经口插管，同时检查时患者不适感较重，若遇到局部狭窄镜身不能通过，狭窄远端情况也就无法评估。X 线钡餐造影是另一种可以对胃肠道显影的方法，它的原理为患者服下不透过 X 线的药物如医用硫酸钡作为对比剂，药物会均匀涂在黏膜表面，配合服下产气泡的药物，使胃腔扩大后可在 X 线下观察黏膜是否光滑，胃的皱襞是否完整；观察服钡过程及腹部局部加压后了解胃肠的蠕动情况。钡餐造影没有痛苦，对心肺功能不全者也适用。但由于检查原理的限制，检查的敏感性不如胃镜，容易漏掉一些微小的病变。

（3）^{13}C/^{14}C 呼气实验

目前研究发现幽门螺杆菌（Hp）感染与很多胃十二指肠疾病如胃炎、消化道溃疡有关，中国专家共识意见建议合并有胃癌高发因素的 Hp 感染者应积极行药物根除 Hp 治疗。目前^{13}C/^{14}C 呼气实验因其灵敏度高、特异性好的优点，在诊断 Hp 感染中被临床广泛使用。但是，呼气实验仅能了解 Hp 存在与否，诊断疾病及评估疗效仍需行胃镜或 X 线钡餐检查。

胃镜
X线钡餐检查
13C/14C呼气实验
胶囊胃镜
…

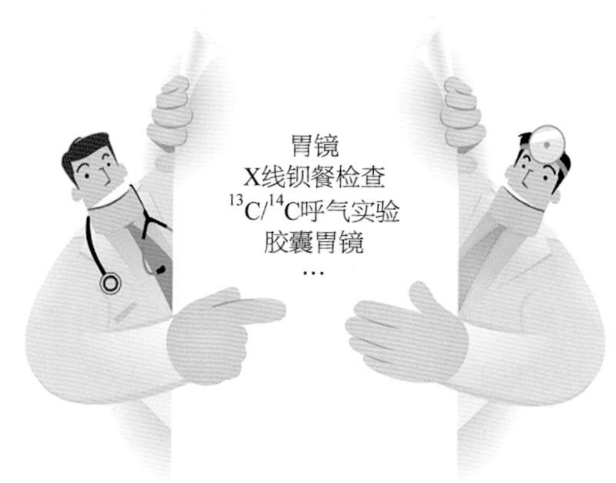

7

什么是胃癌

大家对胃癌可能并不陌生，“感动中国人物”丛飞，导演《花季雨季》的戚健，前央视主持人方静等耳熟能详的明星都是因为胃癌去世。值得注意的是，近年来胃癌的发生也有明显的年轻化趋势，越来越多的年轻人因为种种原因罹患胃癌，不得不让人感到惋惜。从世界范围来说，胃癌以东北亚地区（中日韩国家为代表）最为高发，而我国又是其中发病率最高的国家，不仅发病率在逐年升高，胃癌相关死亡率、病死率也居高不下。我国流行病学调查研究发现，胃癌的发病有一定的区域分布性，例如西北部（甘肃等）及沿海地区胃癌高发，可能与当地的饮食习惯有一定关联。

胃癌是发生在胃黏膜上皮的恶性肿瘤，我国多发的胃癌分型以中低分化的腺癌为主，而病理分型与恶性程度有直接相关性，分化程度越低，则恶性程度越高，因此胃癌属于一种恶性程度高、进展快的非常常见的消化道肿瘤。冰冻三尺非一日之寒，胃癌的发生、发展当然也不是一蹴而就的，通常从慢性浅表性胃炎开始，逐渐进展为慢性萎

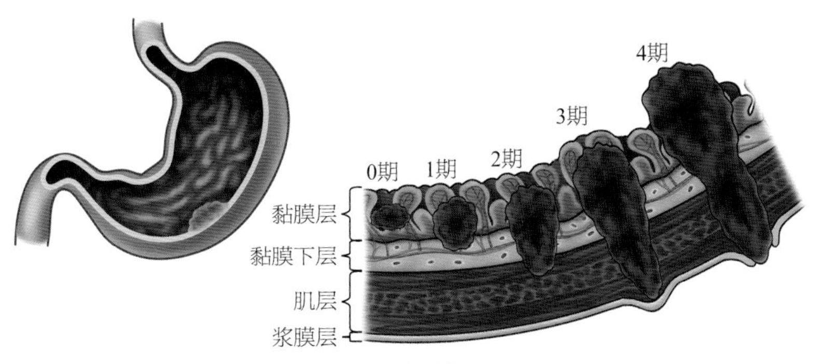

胃癌的分期

缩性胃炎，胃癌癌前病变，直至发展为早期、中晚期胃癌。统计结果表明，平均有 3% ~ 5% 的慢性萎缩性胃炎患者会在 5 ~ 10 年内发生癌变，而高达 10% 的患者会在 10 年后发生癌变。直观一点来说，我们临床上根据肿瘤侵犯的胃壁范围和大小将胃癌分为 5 期，其中 0 期和 1 期属于胃癌早期。胃癌的发生与多种因素有关，目前认为幽门螺杆菌感染是胃癌的主要病因，基于我国一半以上成人都存在幽门螺杆菌的感染，但最终发展成胃癌的仍然是少数，其他的危险因素还包括年龄、性别、不良饮食习惯（爱吃腌制、熏烤、高硝酸盐类食物、少食新鲜蔬果等）、胃基础性疾病（慢性萎缩性胃炎、腺瘤性息肉、胃溃疡等）、吸烟、胃癌家族史、精神因素等。总而言之，胃癌目前的具体发病机制还不明确，我们除了调节正确的生活方式和饮食习惯，还需要在医生的指导下定期体检和规律治疗来预防胃癌。

8

为什么胃癌常一发现就是晚期

首先，让我们来界定一下所谓的胃癌早期、中晚期。它们的区别在于癌症组织在胃壁中浸润的深度范围，一旦突破了胃黏膜下层，进入肌层，我们便称之为中晚期（进展期）胃癌。为什么有人平时好好的，体检发现胃癌，而且一发现就是晚期呢？事实上，要想获得治疗胃癌的最佳机会，很大程度上取决于我们对健康的重视程度和基本的防癌意识。可以说，胃癌及其癌前病变发现的越早，治疗越早，预后就越好，早期胃癌的治愈率甚至可超过 90%。就胃癌来说，胃癌最可怕的一点，并不在于它的症状，而是在于这些症状的特异性不够强，如早期出现腹痛、腹胀、食欲不振、反酸、嗳气，后期部分患者还可能会伴随体重减轻、呕血、黑便等，但患者可能觉得是由于自己最近饮食习惯的改变或精神压力太大有关，还有可能认为与慢性胃炎等良性疾病有关，因此就算出现了这些症状，很多人也并不在意，再加上稍作休息或服用一段时间“胃药”后，这些症状往往会有所缓解，因此很少有患者会将这些症状直接与胃癌挂钩。

我们知道，一些癌症（诸如大肠癌、胰腺癌）可以通过无创的方法检查，比如说抽血查肿瘤标记物 CEA、 CA19－9 水平等。但是胃癌却相对特殊，因为它并没有非常特异的无创性检查指标，主要还是依赖有创性的胃镜检查才能发现癌变。遗憾的是，因为这些症状难以引起人们的注意，极少有人自愿去医院就诊，或者是不愿意进行胃镜检查。很多患者甚至对于胃镜检查是抗拒的，一米多长的胃镜要通过喉部进入胃内，很容易让人产生不适的心理恐惧和排斥，笔者也有过做胃镜的体验，咽喉部反应特别大，做的过程中眼泪和唾液分泌较多，十分痛苦。不仅如此，胃镜检查的价格相对于普通的抽血检查也更加昂贵，另外有些大医院因为排队预约的病人太多，通常预约一个胃镜需要提前几天甚至几个月，也让部分病人望而却步。除此之外，胃镜检查并不是只做一次就够了，就算是暂时没有任何症状的胃癌高风险人群，也应有定期复查胃镜的必要，这样又导致一部分人因为嫌麻烦而不进行检查。因为以上种种原因，导致患者长时间的拖延，自然也容易将癌前病变拖成早期胃癌，甚至是中晚期胃癌。

9

胃癌离我们远吗

根据世界卫生组织（WHO）在2012年公布的统计数据，全球胃癌新发病例数近100万/年，是第五大常见肿瘤以及第三大肿瘤死因。我国是胃癌高发国家，最新的统计显示，接近一半的胃癌新发及死亡病例出现在中国，胃癌发病率在所有肿瘤中排在第二位，这远远高于世界的平均水平。这样看来，胃癌离我们并不遥远，那么它和哪些因素有关呢？研究表明，胃癌是多种因素参与、多步骤演变的复杂病理过程。幽门螺杆菌感染，地域环境及饮食（熏烤、腌制肉类、高盐饮食等）因素，遗传因素（胃癌有明显的家族聚集性，胃癌患者的一级亲属患胃癌风险要比普通人群平均高出3倍），长期抽烟、大量酗酒等不良生活习惯，癌前病变（慢性萎缩性胃炎，胃黏膜肠上皮化生或非典型增生等），性别（世界各国胃癌发病率和死亡率均为男性高于女性），年龄（随着年龄的增大，胃癌的发病率和死亡率也在逐步上升，目前建议40岁以上人群参与胃癌筛查项目），以及生活压力大、精神抑郁等不良精神心理因素等。

对于上述风险人群，除了积极改变不健康的生活习惯之外，我们还建议他们要定期体检，必要时找专科医生咨询就诊。胃癌的早期发现、早期诊断、早期治疗是降低死亡率并提高生存率的主要策略。近期研究结果显示，同为胃癌高发国家，我国胃癌5年生存率仅为27.4%，远低于毗邻的日本（64.6%）、韩国（71.5%），这与日韩实施了较为成熟完善的全民胃癌早期筛查体系不无关系。2017年，由中国工程院院士、海军军医大学附属长海医院消化内科主任李兆申教授牵头，联合我国消化、内镜、肿瘤和健康管理等多学科专家，制定了符合我国国情的早期胃癌筛查流程专家共识意见，相关的针对风险人群的早期胃癌筛查项目正在如火如荼进行中，未来可期。

10

胃癌有哪些表现

在胃癌早期，大多数患者没有明显不适症状，少数人有上腹部饱胀、隐痛、恶心、呕吐、反酸、嗳气等症状，可间断发生也可长期存在。这些症状也同时常见于许多胃部良性病变，如慢性胃炎、胃溃疡、十二指肠溃疡等，缺乏特异性，也常引不起患者的重视。随着病情进展，肿瘤侵犯的深度逐渐加深，病灶逐渐增大，上述症状可能表现得更加明显，表现为明确的上消化道症状，如上腹不适、进食后饱胀、上腹疼痛加重、食欲下降、乏力。根据肿瘤的部位不同，也有其特殊表现。贲门胃底癌可有胸骨后疼痛和进行性吞咽困难；幽门附近的胃癌有严重腹胀、呕吐等幽门梗阻的表现。如果肿瘤破坏了胃部血管，可出现呕血、黑便、贫血等消化道出血的症状。肿瘤穿孔可出现剧烈腹痛，腹肌紧张；肿瘤压迫胆总管可出现皮肤巩膜黄染。

当胃癌发生转移时，胃癌细胞在身体其他器官或淋巴结生长，常

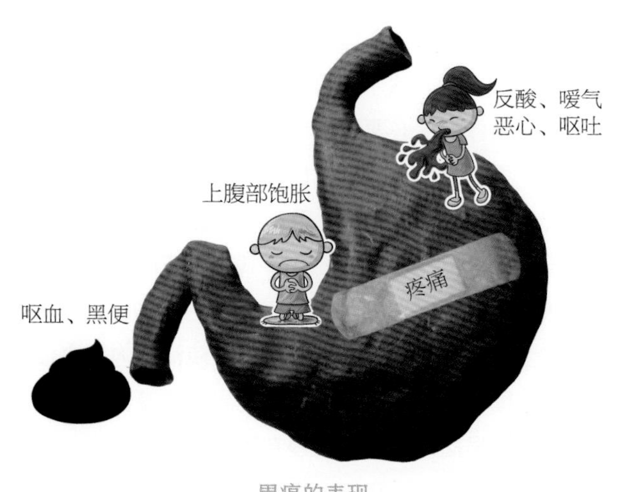

胃癌的表现

见转移的器官有肝、肺、脑、骨等。浅表淋巴结触诊常可在左锁骨上触及肿大的淋巴结；肛门指检可发现坐骨直肠窝的种植转移结节。女性患者出现卵巢种植转移时可表现为盆腔包块、腹水等；肿瘤侵犯胰腺被膜可出现持续性上腹痛，向腰背部放射；除此之外，晚期胃癌患者常可出现贫血、消瘦、营养不良甚至恶病质等表现。

因此，当出现一些不典型消化道不适时，切不可掉以轻心或自己服用一些"胃药"，也不要过于忧虑，因为许多胃癌的症状也可能是良性疾病的表现。正确的做法是及时到正规医院就医，必要时进行相关检查来明确诊断。

11

胃癌如何确诊，常用诊断方法有哪些

目前，胃癌诊断最有效的方法就是胃镜检查，有经验的内镜医师可以直接观察胃黏膜病变的部位和范围，病变的颜色、触感和边界情况，从而对病变的性质进行判断。同时，条件允许的情况下可以在胃镜下对胃部病变进行活检，取出多处病变组织标本进行病理切片检查、染色检查，在显微镜下观察标本中是否存在癌细胞，从而做出明确诊断。近年来逐步推广的超声胃镜利用超声探头对胃部病变进行检查，有助于明确病变深度。一些具备条件的内镜中心还可进行色素内镜、放大内镜、共聚焦内镜、内镜窄带成像技术等特殊的胃镜检查技术，提高了早期胃癌的检出率。

胃癌的其他诊断方法还包括：

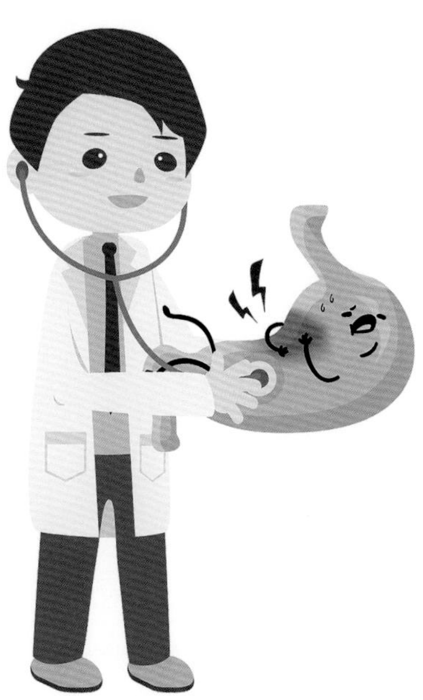

(1) 钡餐检查

目前仍有部分地区作为诊断胃癌的常用方法。常采用气钡双重造影，让患者服用钡剂后，钡剂能附着于胃黏膜表面，利用钡在 X 线下显影的原理，显示出胃黏膜的轮廓，通过观察黏膜相和充盈相的观察作出诊断。早期胃癌的主要改变为黏膜相异常，进展期胃癌的形态与胃癌大体分型基本一致。

(2) 腹部超声

在胃癌诊断中，腹部超声主要用于观察胃的邻近脏器（特别是肝、胰）受浸润及淋巴结转移的情况。

(3) 腹部 CT

腹部 CT 是一种无创检查手段，能够通过发现胃黏膜增厚和其他器官转移瘤而有助于胃癌的诊断和术前临床分期。

(4) PET CT

是一种利用癌组织对于氟和脱氧-D-葡萄糖（FDG）的亲和性，判断全身各脏器与淋巴结是否存在葡萄糖高代谢，从而提示恶性肿瘤及其转移情况的技术，对胃癌的分期和转移也有一定诊断作用，但因其价格昂贵且有一定假阳性率，不作为胃癌的常规诊断方法。

(5) 肿瘤标记物

血清 CEA、CA50、CA72-4、CA19-9 等肿瘤相关抗原升高可能与胃癌相关，但敏感性和特异性均不高，有助于判别肿瘤的预后及化疗的疗效。

12

胃癌发现早，可以免挨刀

胃癌的治疗方法包括内镜下治疗、外科手术治疗、化疗、放疗、靶向治疗、中医中药治疗等，治疗方案的选择，应根据病变的分期与患者的年龄、身体状况、合并症情况等制订治疗方案。胃壁自内向外分为四层：黏膜层、黏膜下层、肌层和浆膜层。医学上定义早期胃癌是指局限于黏膜层或黏膜下层的胃癌，无论是否有淋巴结转移。传统观念认为早期胃癌患者应做根治性手术，是可能治愈胃癌的唯一方法。

随着医疗技术的发展，胃癌发现早，真的可以免开刀！近年来对于早期胃癌可进行内镜下黏膜切除术（EMR）和内镜黏膜下剥离术（ESD），术后5年生存率与根治性手术无明显差异，内镜下治疗与外科手术相比，具有创伤小、恢复快的优点，是许多早期胃癌患者心

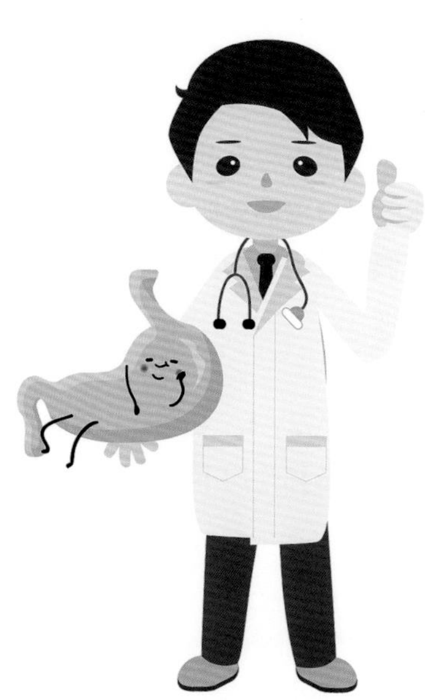

理上更愿意接受的选择。但内镜下治疗有一定的适应证，并不能适用于所有早期胃癌的患者，在选择是否进行内镜下治疗前，必须先进行必要的术前检查，并由有经验的内镜医师进行充分评估患者的分型、分期，充分了解病情后才可进行。内镜下治疗的禁忌证包括：严重的心肺疾病、血液病、凝血功能障碍、病变抬举征阴性、医疗单位不具备内镜操作条件以及一般状态差的患者。在实施内镜治疗后，通常会对切下的黏膜进行病理检查，如果发现切缘有癌细胞，需再次进行内镜下治疗或选择外科手术治疗。

13

胃癌会遗传吗

癌症会遗传吗？这是一个人们普遍关心的问题。一个家族中的多个家庭成员出现癌症可能有几方面的原因：①可能仅仅是一个巧合；②可能是因为家庭成员生活在相似的环境或者有相似的生活习惯，如喜欢抽烟或酗酒；③可能家庭成员的遗传因素所致。

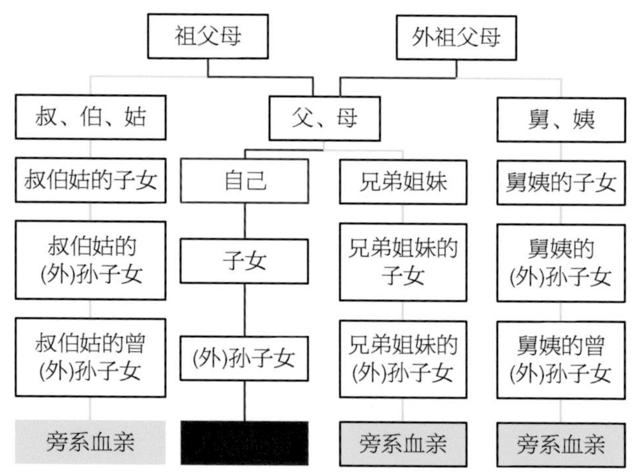

一级亲属：一个人的父母、子女以及兄弟姐妹（同父母）。
二级亲属：一个人的叔、伯、姑、舅、姨、祖父母、外祖父母。

胃癌的家族高发趋势一直以来是人们研究的重点。研究发现大约10%的胃癌患者有家族多发情况。胃癌患者的一级亲属发生胃癌的机会比一般人大。胃癌虽具有一定程度上的遗传易感性，可在直系亲属中遗传胃癌的易感基因，但这种遗传并不是直接的癌症遗传，而是个体易发生癌症的倾向。胃癌的发生是内外因素共同作用的长期过程，单独的基因变化并不足以引发胃癌。

胃癌的遗传学筛查近年来持续受到关注。相关的胃癌指南遗传学筛查部分已趋于成熟。尽管大多数胃癌被认为是散发性的，但估计仍有5%～10%的患者受家族因素影响。3%～5%的患者具有遗传性癌症易感综合征。胃癌临床实践指南中也明确了胃癌遗传风险评估的重要性，确定了“胃癌高风险综合征”的评估标准，包括以下内容：①在家族中有相关胃癌基因的突变。②有1名 < 40岁的家族成员诊断为胃癌。③在一级或二级亲属中有2名家族成员诊断为胃癌，其中有1名 < 50岁。④在一级或二级亲属中有3名家族成员（不考虑年龄）诊断为胃癌。⑤有1名 < 50岁的家族成员同时诊断为胃癌和乳腺癌。⑥有1名家族成员诊断为胃癌，同时在一级或二级亲属中又有1名诊断为乳腺癌，其中1名 < 50岁。

因此，如果家族中有直系亲属患有胃癌或其他肿瘤，我们应注意自己身体的不适变化，每年按时检查身体，如有不舒服及时去医院就诊。

14

胃癌能治好吗，得了胃癌能活多久

胃癌传统的三大治疗手段即外科手术、化疗、放疗，现在临床上开展了许多新的治疗方法如内镜治疗、生物免疫治疗、靶向治疗等。目前，临床上已经证实早期胃癌可以通过外科手术达到肿瘤的根治性切除，中晚期胃癌经术前新辅助化疗和手术治疗与术后的辅助化疗，部分患者也可以达到肿瘤的完全治愈。此外，晚期胃癌的综合治疗得益于新的化疗药物和靶向药物的研发，部分研究证实新药可显著延长患者的生存期。因此，对于胃癌患者来说，早发现、早诊断、早治疗可以达到完全治愈。

胃癌患者能活多久呢？我们先了解一下“生存率”这个概念。生存率是指接受某种治疗的患者中，经若干年随访（可采用 1 年、3 年、5 年、10 年，甚至 15 年）后，尚存活的病例数所占比例，比例越高说明治疗效果越好。医学上为了统计癌症患者的存活率，比较各种治

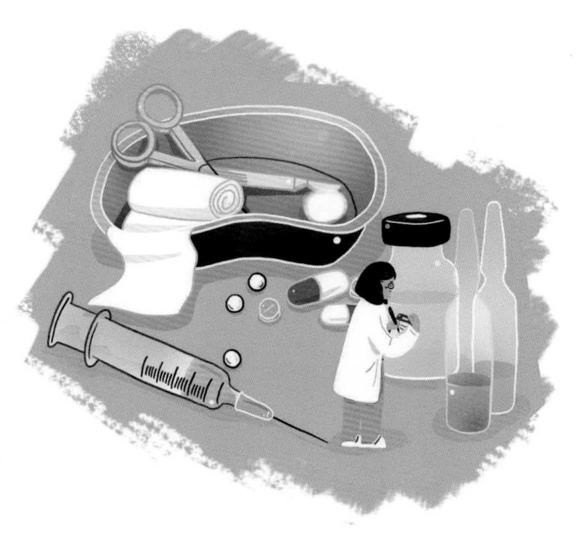

疗方法的优缺点，采用大部分患者预后比较明确的情况作为统计指标，通常采用5年生存率。5年生存率对每位患者个体来说是指能活过5年的概率，并不是只能活5年的意思。对治疗后的肿瘤患者来说，生存超过5年以上则出现肿瘤复发或转移的概率就很低了。因此，5年生存率通常作为判断某项综合疗法治疗恶性肿瘤效果的重要指标，同时也是经过治疗后判断患者预后的指标。5年生存率越高，说明治疗效果越好，预后越好。

胃癌患者的预后受什么因素影响呢？其实影响胃癌预后的因素有很多，主要是肿瘤本身的生物学特性，其次是患者的机体状态，此外还包括各种治疗方法的选择与应用。各种因素常常是相互联系、相互影响，并随着时间不断变化着。

目前的研究愈加重视胃癌的病理与胃癌预后之间的关系，研究者对各项病理指标进行观察对比，如胃癌大体类型、组织学类型、分化程度、生长方式、浸润深度、血管淋巴管及神经侵犯、淋巴结转移和远处转移等。胃癌的病理不同，则患者的预后可能不同。一般情况下，癌症分期可以用来描述肿瘤的生长状况。目前临床上常用的胃癌分期多采用国际TNM分期法，即根据肿瘤的侵犯深度、淋巴结转移数目以及远处转移的情况来衡量病情的早晚。对胃癌进行分期除了可以判定胃癌的病程、选择合理的治疗方案，还可以判断疗效和预后。通常早期（Ⅰ期）胃癌手术后5年生存率可达90%以上，Ⅱ期为70%左右，Ⅲ期不足30%，晚期（Ⅳ期）则低于10%。因此，要提高胃癌的治疗效果，改善患者的预后，关键还是要早发现，早诊断，尽早采用手术、化疗、放疗、生物免疫治疗及靶向治疗等综合手段。此外，一定要提醒患者即使胃癌根治5年后不复发，也应定期到医院复查，绝不能掉以轻心，不能高枕无忧。

罹患胃癌的风险

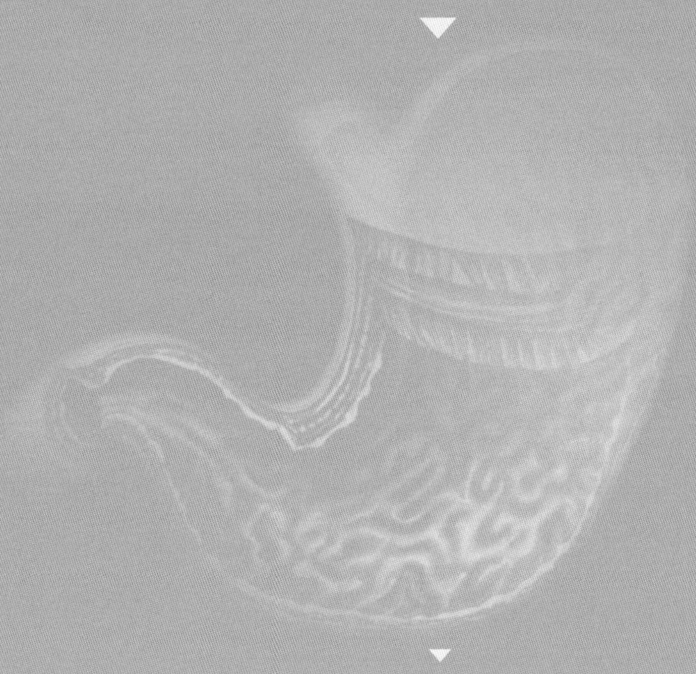

15

哪些饮食习惯容易导致胃癌

随着生活水平的不断提高，许多基础疾病的治愈率显著提高，而癌症正成为中国首要的死亡原因和重要的公共卫生问题，我们在日常生活中也是谈癌色变，所以我们日常生活中最关心的就是胃癌离哪些人最近。世界范围内胃癌发病率存在明显地域差异，东亚地区（包括中国、日本、韩国）高发，我国也有高发区，以西北和东南沿海地区较为集中，其原因主要和地区的环境、饮食密切相关。其中长期使用高盐食品，烟熏腌制食品，高温、辛辣食物是患胃癌的危险因素，同时饮食不规律、不吃早餐、暴饮暴食等不良饮食习惯也是导致胃癌发生的危险因素。

(1) 高盐饮食

每日摄盐超过 10 g 会明显增加胃癌发病率。高浓度盐刺激胃黏膜，破坏胃黏膜屏障，因而具有引起胃炎和促进胃致癌原的作用。同时，高盐及盐渍食物中还含有大量的硝酸盐，在胃内被还原并与食物中的胺结合后形成具有致癌作用的 N-亚硝基化合物，具有极强的致癌性。

(2) 腌制食品

肉和鱼在腌晒的过程中，其中的蛋白质会分解生成氨基酸，其中脯氨酸和精氨酸脱羧以后会形成仲胺，仲胺在一定条件下与亚硝基化剂生成的 N-亚硝基化合物等致癌物质。

(3) 霉变食物

霉变食物含有大量的霉毒素和 N-亚硝基化合物，这些物质能引起胃黏膜的炎性损伤，长期刺激会导致胃黏膜发生癌前病变。

（4）缺少水果和蔬菜

蔬菜水果中富含维生素 C 等抗氧化剂，可抑制 N-亚硝基化合物等致癌物质的形成，是胃癌发生的保护因素。研究表明，增加摄入水果蔬菜（每日 2~5 次）可降低 44% 的胃癌发生率。另外，摄入膳食纤维、每日增加葱蒜类蔬菜的摄入可明显减低胃癌风险。

（5）不良饮食习惯

现代社会中，快节奏的生活方式容易使人养成吃饭速度快、饮食不规律和暴饮暴食等不良饮食习惯。这些饮食习惯导致损伤上消化道内壁黏膜的频率增加，长期作用引起慢性胃炎和不典型增生，是引发癌变的重要因素。同时，长期吸烟、饮酒等不良嗜好也会增加胃癌发生概率。

预防胃癌的发生要克服不良的饮食习惯，形成科学、合理的饮食结构。具体有以下几方面：多吃新鲜的蔬菜和水果；限制酒精等刺激性食物的摄入；戒烟；限制高盐饮食和盐渍食品的摄入；供给足够的维生素和矿物质；养成合理的饮食习惯等。

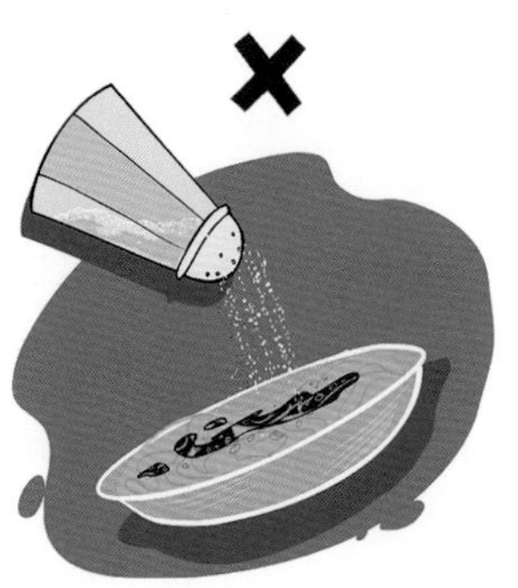

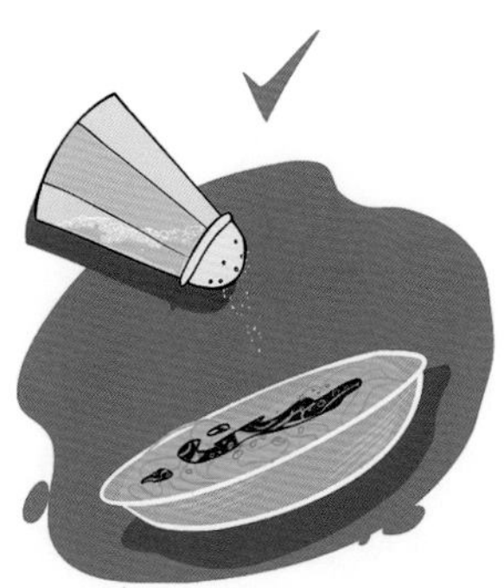

16

吸烟会增加胃癌的风险吗

胃癌是多因素作用，多基因参与，多阶段发展的疾病，是环境和遗传因素共同作用的结果，从慢性萎缩性胃炎、肠化生、不典型增生等癌前病变最终进展为胃癌。

大量研究表明吸烟是胃癌发生的危险因素，而且吸烟与胃癌发生风险呈剂量相关，也就是吸烟量越大、吸烟时间越长发生胃癌的风险就越大。烟草的烟雾和焦油中含有多环芳烃、苯丙芘、亚硝基化合物、环氧化物、尼古丁等多种致癌物，这些有害物质会随着唾液进入胃，直接刺激胃黏膜，引起黏膜下血管收缩、痉挛，胃黏膜出现缺血、缺氧症状，长此以往，促进胃炎、胃溃疡的形成，并延缓其愈合，严重经久不愈的胃溃疡也是胃癌的癌前病变之一。

其次，进入呼吸道的烟在与呼吸道黏膜直接接触后，其中的有害成分可被吸收入血液，于是对胃内血管造成损伤，引起胃部炎症，增加胃癌发病风险。国内研究发现，吸烟者罹患胃癌的风险是不吸烟者的1.83倍，而有长期消化不良或胃十二指肠溃疡病史的吸烟男性患者的胃癌病死率尤其高。同时，吸烟是胃癌复发和生存期减少的高危因素。如果自己不抽烟，但长期暴露在吸烟环境下，被动吸入大量二手烟，危害同样很大。因此，戒烟有利于预防胃癌的发生，为了自身以及家人的健康，应尽早戒烟，并且远离二手烟的危害。

17

喝酒会增加胃癌的风险吗

世界卫生组织认为，酒精是一种明确的致癌物质，它可以导致多种肿瘤的发生，全球大约有3.6%的癌症与饮酒相关，尤其是男性，在男性癌症患者中5.2%的癌症是由饮酒引起的。大量流行病学研究发现，饮酒是胃癌发病的一个危险因素，胃癌的发病与饮酒所含的酒精含量明显相关，大量饮酒可引起胃癌。饮酒后酒精可以直接作用于消化道，损伤胃黏膜屏障，目前饮酒导致胃癌风险增加的机制尚未完全阐明。现有以下几种解释：①酒精在体内可代谢成乙醛，乙醛是国际癌症研究机构划定的致癌物。②酒精可以损害胃黏膜导致易感染幽门螺杆菌（Hp），重度饮酒的中国人群有高Hp感染率。Hp感染是重要的胃癌风险因素，可引起一系列病理变化导致胃癌。③规律饮酒者经常有不健康的生活方式，这些生活习惯又与罹患胃癌的风险有关。

分子生物学方面，则有以下几种解释：①乙醛脱氢酶-2存在基因多态性，亚洲人口存在变异基因型可能解释亚洲地区饮酒与胃癌风

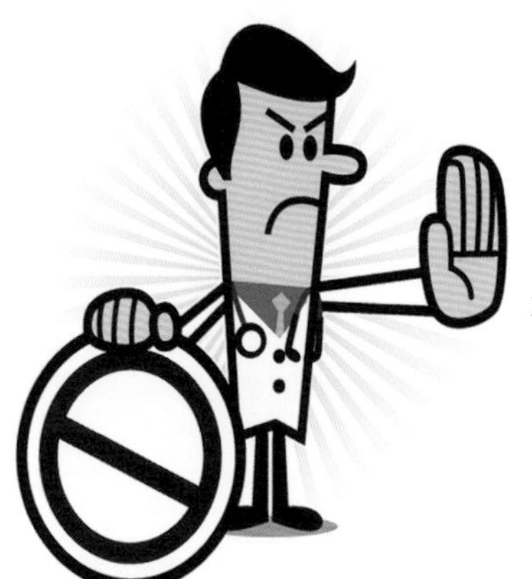

险较强的相关性。②酒精以及酒精的代谢产物通过影响氧化应激、转化生长因子 β、人体免疫系统及细胞凋亡途径从而影响细胞的正常修复。③酒精通过抑制细胞内的 DNA 甲基转移酶，进一步降低细胞内的 DNA 甲基化水平。长期大量饮酒不利于人们的身体健康，大家应避免长期过量或大量饮酒。已经长期过量或大量饮酒的，应定期性胃肠镜检查筛查消化道肿瘤。

18

哪些药物可以预防胃癌

目前胃癌没有特效的预防用药。有部分学者认为维生素 C 和维生素 A 可以预防胃癌。有人曾给胃癌高发区的部分居民补充足够的维生素 C，一定时间后发现这部分居民体内及尿中致癌物亚硝胺类含量明显降低。维生素 A 及维生素 C 还可提高机体免疫力，杀伤癌细胞。所以，有人认为维生素 C 和维生素 A 可以帮助机体预防胃癌。适量摄入维生素 A 和维生素 C 对健康有好处，但因为胃癌的发生原因非常复杂，涉及遗传、基因、免疫、环境等多种因素，目前还没有可靠证据显示何种药物能预防胃癌的发生。也许随着科学研究的不断深入，未来可能可以发现某些能够预防胃癌的药物。

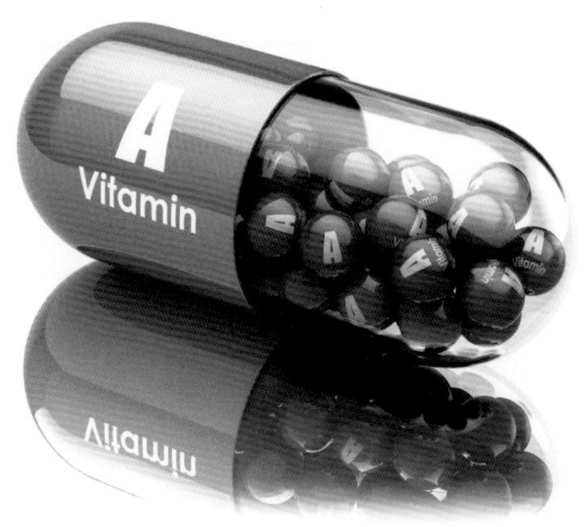

19

中药、保健品可以预防胃癌吗

许多人相信中药可以调理肠胃，认为“补药无害，多多益善，有病治病，无病强身”，其实这种观点是不对的。古人云“是药三分毒”，如人参、党参、黄芪等滋补药，如果滥用乱服同样也可能产生毒副作用。许多胃不好的人，如果盲目吃中药反而会诱发胃部不适。从中医的角度讲，西洋参、乌梅、白头翁等可能有助于减少胃癌的发生。但这些还缺乏科学依据，缺乏实验研究的数据支持。

保健品能否预防胃癌呢？胃癌发病原因至今仍不明确，可能与幽门螺杆菌感染、遗传、环境等因素有关。有科学家发现，胃癌发病可能与氧自由基损害有关，所以有人提出部分具有生物活性的抗氧化物如维生素C、维生素E、叶酸、胡萝卜素、大蒜素等可能抑制胃癌的发生。但国内外多个研究结果不尽相同，仍存在争议。部分保健品可能对健康有一定好处，但不能预防胃癌。因此，中药、保健品都不能随意服用，如需要中药调理或想服用保健品，还是应该去正规医院咨询医生。

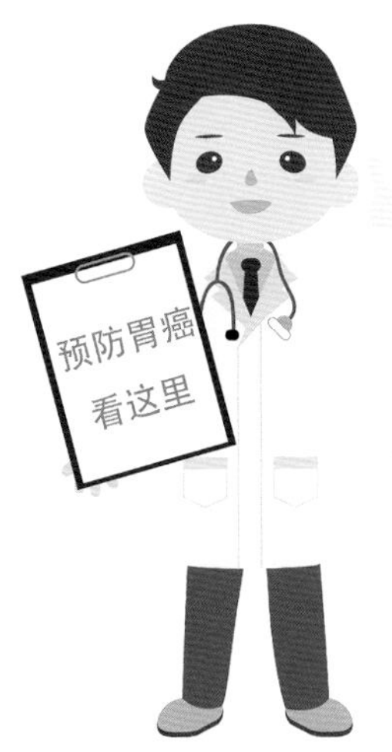

20

运动可以帮助预防胃癌吗

运动有益于身心健康，可以强身健体，改善身体功能，对预防胃癌的发生有一定的作用。经常运动的人往往体质较好，很少生病，这是因为运动可以提高机体免疫功能。而且，运动过程中呼吸频率加快，身体出汗增多，通过体内气体的交换和汗液的排出，能排出更多积存在体内的亚硝酸盐等致癌性毒物。有研究也报道运动能提高机体清除一种“坏的物质”——自由基的能力。人体清除自由基的能力强了，也能在一定程度上预防癌症。另外，运动能使人振奋精神，运动过程中我们的大脑会产生一种让人心情愉悦的物质——脑啡肽，因此运动后心情很舒畅，压力得到缓解，有助于提高防癌能力。但是，胃癌是一个与基因、免疫、环境等多种因素相关的疾病，其发生发展的机制受很多因素影响，运动只是改变人体的某些方面，对预防胃癌发生有积极的作用，但并不能真的完全预防胃癌的发生。因此，运动也要适量，如果抱着预防胃癌发生的心态去过度运动，可能会产生更多的运动损伤，反而得不偿失。

21

哪些胃病可能会转化成胃癌

慢性萎缩性胃炎、胃溃疡、胃息肉、残胃、增生性胃炎等疾病可能会转化成胃癌。

(1) 慢性萎缩性胃炎

慢性萎缩性胃炎的发病率随年龄的增大而上升，较难治愈，大多数带病终身，极少数可能有重度肠上皮化生，可能发展为胃癌。国外长期随访发现，慢性萎缩性胃炎的病史长短和严重程度与胃癌的发生率有关，不少报道该病的胃癌发生率约2%～10%。慢性肥厚性胃炎与胃癌发病的关系不大。

(2) 胃息肉

上皮性腺瘤或息肉的恶变率可达15%～40%，直径＞2 cm的息肉发生癌变的风险较高。有报道在胃息肉切除标本中，14%的多发性息肉有恶变，9%的单发息肉有恶变，因此发现胃息肉后应该予以重视。

(3) 胃溃疡

一般认为胃溃疡的癌变率约为1%～6%，尤其是胃溃疡病史较长和中年以上的患者并发癌变的机会较大，溃疡边缘部的黏膜上皮或腺体受胃液侵蚀而发生糜烂，在反复的破坏和再生的慢性刺激下逐渐转化成胃癌。对于直径≥3 cm的胃溃疡，恶变的可能性较大。经积极的一般内科治疗无效的难治性胃溃疡也可能转化为胃癌。

(4) 残胃

良性病变手术切除胃窦和部分胃体后，胃酸分泌降低，导致胆汁反流，胃内酸性环境被破坏，胃内环境异常导致细菌异常繁殖，促进亚硝酸盐和 *N* -硝基化合物的合成而诱发胃癌。一般残胃癌发生于胃手术后 10 年以上，最长的可能术后 40 年才发生。

(5) 巨大胃黏膜皱襞症

此类病症癌变率约为 10%。

(6) 其他

除上述疾病之外，胃体内吸虫病、恶性贫血等疾病也可能发展成胃癌。

幽门螺杆菌与胃癌

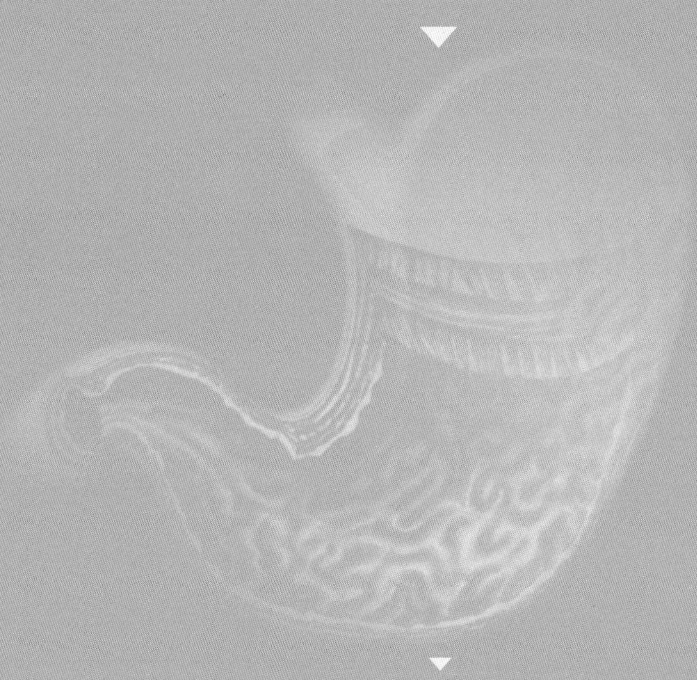

22

什么是幽门螺杆菌

随着医学知识的不断普及，再加上不少体检项目都增加了幽门螺杆菌，越来越多的人开始认识这一病菌。下面让我们来仔细介绍一下幽门螺杆菌（helicobacter pylori， Hp）。它被两位澳大利亚医生马歇尔和沃伦重新发现已经 30 多年了，他们还因此获得了 2005 年的诺贝尔医学奖。顾名思义，幽门螺杆菌是一种螺旋状的杆菌，主要定植于胃幽门前区（又称为“胃窦部”）。有趣的是，我们的胃每天被 1 500 ~ 2 500 ml 的胃液来回冲刷，吃进去的食物和大多数致病微生物都能够被胃酸消化，而幽门螺杆菌却能在这样的环境下生存下来，它是怎么逃过一劫的呢?

原来，胃本身的肌肉层上面覆盖着厚厚的黏膜层，胃黏膜可以保护胃不被胃液所消化。幽门螺杆菌的菌体弯曲端有 4 ~ 6 根鞭毛，鞭毛就像是螺旋桨加速器，使细菌可以快速移动，因此能在被胃酸消化前到达胃黏膜。而幽门螺杆菌的螺旋形状好似一颗螺丝钉，帮助它轻松钻进黏膜层保护伞，同时它还能分泌一种黏附素，能对胃黏膜细胞表面的脂质受体产生吸引作用，将细菌与上皮粘住，顺利地在胃中安家落户。除此之外，幽门螺杆菌含有大量的尿素酶，而且活力很强，将胃液中的尿素分解为重碳酸盐和氨气，不但可中和胃酸，形成雾状“防护衣”保护菌体，还可加重炎症。

这小小的细菌不但是慢性胃炎的罪魁祸首， 2017 年还被世界卫生组织（WHO）认定为是第一类致癌物，与消化道溃疡、胃淋巴瘤乃至胃癌的关系密切。当然啦，胃癌的发生是多种因素共同作用的结果，包括幽门螺杆菌感染、遗传、环境因素等，而幽门螺杆菌是其中最重要的可控性危险因素。研究证实，清除根治幽门螺杆菌有助于抑制胃癌早期的病理学改变——胃黏膜肠上皮化生、不典型增生的转归，进而有效减低胃癌的发生风险。

那么，既然是细菌，幽门螺杆菌会不会相互传染呢？答案是：会！中国工程院院士、海军军医大学附属长海医院消化内科主任李兆申教授指出，我国是幽门螺杆菌感染大国，目前的人群感染率超过50%。该细菌主要通过人传人之间的粪-口、口-口、胃-口途径来传播，而国人以聚餐进食为主，因此，只要其中有一个感染者，其他人都有被传染的可能性。

23

胃不舒服和幽门螺杆菌有关吗

口臭、胀气、上腹痛、反酸、嗳气、烧心、呕吐、呕血和黑便等，生活中几乎每个人都有过这样的经历。那么，胃不舒服和幽门螺杆菌有关系吗？前面我们已经说过，幽门螺杆菌感染是慢性胃炎的最重要病因，它与消化道溃疡、胃癌、某种类型胃淋巴瘤的发生也有密切关系。从慢性浅表性胃炎发展到慢性萎缩性胃炎，病理学改变发展为肠上皮化生或不典型增生，最后发展至胃癌是众多学者认同的演变过程。在这个长达十余年、由轻到重的发展过程中，离不开幽门螺杆菌的“推波助澜”。

慢性胃炎是一种常见病，它的症状没有什么特异性，主要包括上

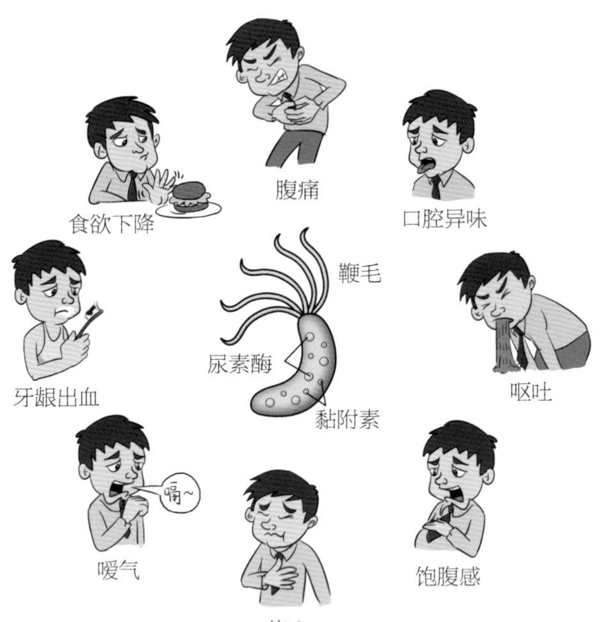

腹部饱胀不适、饭后为重，空腹症状反而减轻，恶心、呕吐，食欲不振等，胃镜检查多为轻度炎症， 70% 以上的慢性胃炎患者的胃黏膜中都可检出幽门螺杆菌。

萎缩性胃炎是慢性胃炎的一种特殊类型，是指胃黏膜受到慢性炎症的反复刺激，胃上皮层来不及修复，导致黏膜中的胃腺体数量减少，当发展到萎缩性胃炎时，胃的消化功能受到了明显影响。“肠上皮化生”或“不典型增生”都属于病理学名词，并不是一种疾病，多为慢性萎缩性胃炎自身修复的过程及结果，因此不必惊慌！当胃黏膜细胞受到比较严重的损伤后，身体会自行修复，但修复后的腺体和原来的不同，看起来是肠上皮结构移位到了胃黏膜上皮，所以称为“肠化”。如果修复过程中腺体细胞过度增生，丧失了正常结构和功能，则称为“不典型增生”（恶性倾向）。

相比“烦人却死不了人”的胃炎，溃疡病则通常症状较重，多表现为上腹痛、烧心等，虽不会直接造成死亡，但它的并发症，如消化道出血、穿孔等一旦发生，病情则较为凶险。溃疡病的幽门螺杆菌感染检出率同样很高，虽还没有完全明确溃疡的发病机制，但研究表明根治幽门螺杆菌可显著降低溃疡病的复发率。值得注意的是，不能把胃炎或溃疡病当作一般的细菌性炎症，自己随意口服抗生素进行“消炎治疗”，还是应该严格遵循医嘱，明确联合治疗幽门螺杆菌的指征和适应证，否则容易使幽门螺杆菌产生耐药性，给后续的正规治疗带来困难。

24

幽门螺杆菌与胃癌关系有多大

我们都知道胃液是呈强酸性的液体，学者们一度认为细菌不能在胃内存活，直到1983年，幽门螺杆菌才被发现。幽门螺杆菌是一种革兰阴性菌，对生长条件要求十分苛刻，是当前已知唯一一种能在胃内生存的微生物。它的传染力很强，可通过手、粪便、不干净的食物与餐具等后天途径在人类之间传播，所以，日常饮食中的良好卫生习惯对感染的预防至关重要。

目前认为，幽门螺杆菌与慢性胃炎、胃十二指肠溃疡、胃癌、慢性咽炎、口腔溃疡等消化道疾病的发生发展有密切关联，其中关于幽门螺杆菌与胃癌的关系受到广泛关注并存在一定争议。胃癌是幽门螺杆菌感染的严重后果之一，但并不是感染了这个细菌就一定会得胃癌，只是可能增加了胃癌发生的风险。现代社会的高速生活使许多不

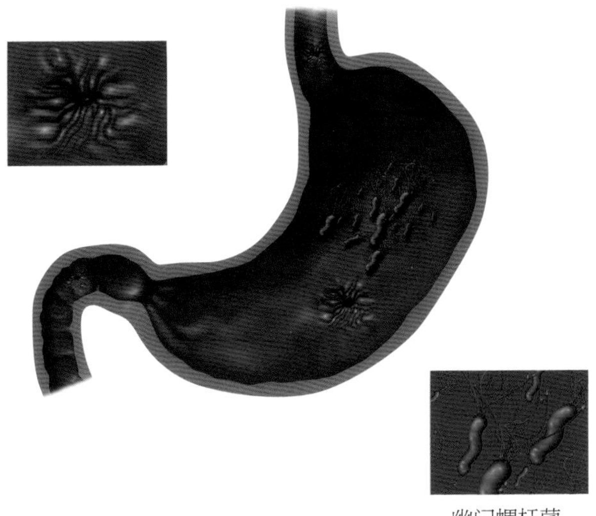

幽门螺杆菌

良饮食习惯、生活习惯成为胃病的诱因，再加之感染幽门螺杆菌，胃就容易出现胃炎、胃十二指肠溃疡等疾病，如果不及时进行养护，反复刺激胃部，可能最终真的会演变成胃癌。

此外，并不是说没有感染幽门螺杆菌就一定不会得胃癌，也有部分胃癌病人并没有感染幽门螺杆菌细菌。总之，大家不必“谈菌色变”，不管有没有感染幽门螺杆菌细菌都要保持良好的饮食习惯，一旦感染了细菌就要更关注自己的胃部健康，及时就医。

25

幽门螺杆菌怎么检查

现代科学技术飞速发展，幽门螺杆菌的确诊也有多种检查方法，常用的方法包括：①抽血化验：该方法是通过检查血液里的幽门螺杆菌抗体来确定有没有感染，优点是检查方便，但有一定滞后性，常在感染后数月才能检查出来，且细菌根除后在很长一段时间内也能检查出来，因此血清学检查不能作为现症感染或根除疗效的标准。②胃镜活检：常在进行胃镜检查时采样，但由于幽门螺杆菌病灶分布的特点可能会导致漏诊，且受检者还需承受插镜的痛苦。③呼气采样检测：被公认为幽门螺杆菌检查的“金标准”，该检查操作简单，受检者只需“吹两口气”就能检查出体内幽门螺杆菌的感染数量，整个过程需要半个小时左右，被称为“胃病检查史上的里程碑”。包括^{13}C/^{14}C呼气试验，该法的原理是幽门螺杆菌能产生大量的尿素酶，受检者在检查前服用经^{13}C/^{14}C标记的尿素，过一段时间，等尿素被尿素酶分解代谢后，通过收集受检者呼出气体中^{13}C/^{14}C的含量，以此判断幽门螺杆菌的感染状况。^{13}C/^{14}C呼气试验能有效检测幽门螺杆菌，由于^{14}C检测过程中存在一定的放射线危害，可能导致基因突变，而^{13}C更加稳定，对人体没有损害，所以检查更加安全，适用于儿童、老人，甚至孕妇在内的所有人群，可在短期内多次重复检查。需要注意的是，检查前必须在空腹状态或者餐后2小时后进行，且近1个月内没吃过抗生素、质子泵抑制剂、铋制剂等药物，否则会漏掉部分感染者。

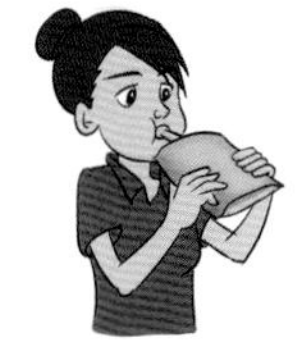
吐气入专用呼气袋

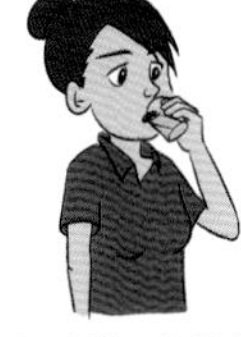
喝下碳13标记的尿素溶液

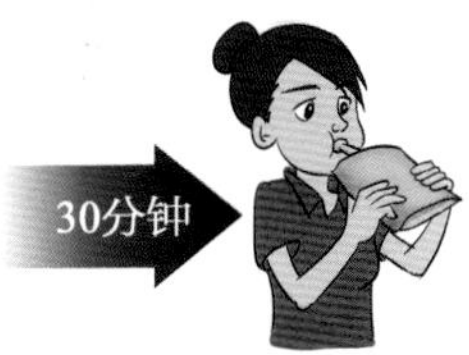

再次吐气入专用呼气袋

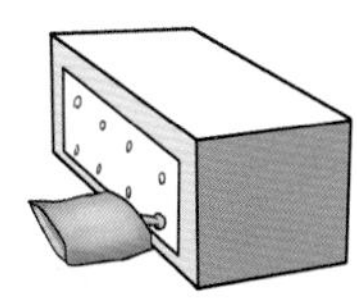
将呼气袋接入碳13分析仪进行检测

26

幽门螺杆菌到底要不要根除

在中国，每两个人中就有一个人感染幽门螺杆菌。而幽门螺杆菌感染又会引起诸多的消化道疾病，轻则胃消化不良，重则胃癌、淋巴瘤。如果出现以下几种情况，就该去检查幽门螺杆菌，并进行根除。

(1) 消化性溃疡

大部分胃溃疡和十二指肠溃疡都由幽门螺杆菌引起，根除幽门螺杆菌可以促进溃疡愈合，预防复发，减少胃出血和胃穿孔等的发生。

(2) MALT

MALT 也就是黏膜相关淋巴组织淋巴瘤，是一种少见的恶性肿瘤，与幽门螺杆菌感染密切相关，根治幽门螺杆菌也是治疗 MALT 的一线治疗方案。

(3) 慢性胃炎

根除幽门螺杆菌能有效减轻胃部不适与消化不良等症状，还能预防胃溃疡与胃癌的发生。

(4) 服用阿司匹林者

阿司匹林会减弱胃黏膜对胃的保护作用，幽门螺杆菌会乘虚而入，大大增加发生消化性溃疡的风险，预防幽门螺杆菌感染可降低溃疡的发生。

（5）长期使用抗酸药者

长期使用抗酸药会使胃酸减少，少了胃酸的干扰，幽门螺杆菌就能转移到胃的其他部位，使胃炎弥漫加重。

（6）不明原因缺铁性贫血、特发性血小板紫癜、维生素 B_{12} 缺乏之症

幽门螺杆菌现在已经被证实与这些疾病相关，根治幽门螺杆菌能够提高治疗效果。

另外，如果有胃癌病史或者胃癌家族史的人也应该进行幽门螺杆菌检查并进行根除，能够起到降低胃癌复发风险，降低胃癌发生的作用。

防治幽门螺杆菌，和胃部疾病说拜拜！

27

幽门螺杆菌怎么根除，容易复发吗

一旦出现消化道不适的症状与幽门螺杆菌的感染，就应该进行根除。现在常用的方式是“铋剂四联”，即抗酸药 + 铋剂 + 两种抗生素的组合。

铋剂通常使用枸橼酸铋钾，其能够进入幽门螺杆菌菌体，使细菌保护膜发生破裂从而杀死细菌。同时，水溶性的胶状铋在胃酸作用下成为不溶性沉淀，能够加强胃黏膜屏障，保护胃壁。抑酸药通常选用质子泵抑制剂（PPI），也就是常说的拉唑类抗酸药，其主要抑制胃酸分泌以增强抗菌药物的杀菌作用。而抗生素的选择多种多样，从抗菌药物组合中选择其一并口服（见下表）。临床工作中更加推荐有阿莫西林、四环素和呋喃唑酮的药物组合，因为幽门螺杆菌对这些药物敏感度更高，杀菌效果最好。

但是，幽门螺杆菌根除治疗后仍有可能再次复发，主要是因为细菌耐药根除不彻底或者再次感染。所以，在根除时应尽量选用低耐药性的药物组合，合理规范用药。在治疗完成后尽量避免和可疑的幽门螺杆菌感染者共同进餐，勤洗手，保持良好的个人卫生习惯与就餐习惯。防治幽门螺杆菌从预防开始！

推荐的 Hp 根除四联方案中抗菌药物组合、剂量和用法

方案	抗菌药物 1	抗菌药物 2
1	阿莫西林 1 000 mg，　2 次/天	克拉霉素 500 mg，　2 次/天
2	阿莫西林 1 000 mg，　2 次/天	左氧氟沙星 500 mg，　1 次/天 或 200 mg，　2 次/天
3	阿莫西林 1 000 mg，　2 次/天	呋喃唑酮 100 mg，　2 次/天

（续表）

方案	抗菌药物 1	抗菌药物 2
4	四环素 500 mg，3 次/天或 4 次/天	甲硝唑 400 mg，3 次/天或 4 次/天
5	四环素 500 mg，3 次/天或 4 次/天	呋喃唑酮 100 mg，2 次/天
6	阿莫西林 1 000 mg，2 次/天	甲硝唑 400 mg，3 次/天或 4 次/天
7	阿莫西林 1 000 mg，2 次/天	四环素 500 mg，3 次/天或 4 次/天

注： 标准剂量（PPI＋铋剂）（2 次/天，餐前半小时口服）＋2 种抗菌药物（餐后口服）。标准剂量 PPI 为艾司奥美拉唑 20 mg、雷贝拉唑 10 mg（或 20 mg）、奥美拉唑 20 mg、兰索拉唑 30 mg、泮托拉唑 40 mg、艾普拉唑 5 mg，以上选一；标准剂量铋剂为枸橼酸铋钾 220 mg（果胶铋标准剂量待确定）。

28

幽门螺杆菌会不会传染

幽门螺杆菌当然会传染。在我国，成人中幽门螺杆菌的感染率可高达 40%～60%，而在老年人中感染率可高达 78.9%，男性略高于女性，如果没有经过规范地治疗，患者几乎终生处于持续的感染状态，因此年龄越大感染率也会上升。

我国幽门螺杆菌感染大多呈家庭式分布，只要一个家庭成员感染幽门螺杆菌，其他成员的传染概率也会大大增加。这是因为中国人习惯集体用餐的共餐制饮食特点，幽门螺杆菌能在口腔中存活，也最容易通过唾液传播的方式传染。俗话说得好，病从口入，只要吃下被幽门螺杆菌感染者污染的菜肴就很容易被感染，这也是造成家庭集体感染的原因。

其次，幽门螺杆菌在粪便中也可以存活，如果不小心摄入了被幽门螺杆菌污染的食物以及水源，就有可能感染。

那么该如何预防幽门螺杆菌感染，防患于未然呢?

可以说幽门螺杆菌其实就是一种吃进去的细菌，在聚餐甚至是家庭就餐时使用分餐制或者使用公筷，避免互相夹菜值得提倡。保持好良好的个人卫生习惯，对餐具食物进行充分的清洗，加热烹煮与消毒，就能有效杀灭并消除幽门螺杆菌。另外，阻止家中老人口对口喂食孩子食物，注意口腔卫生，勤换牙刷也能预防口腔中幽门螺杆菌的感染与传播。

最后，一旦发现胃部不适，及时就医，根据症状及幽门螺杆菌感染情况积极进行治疗，并呼吁家人一同进行筛查，预防家庭中幽门螺杆菌的传染。

胃部疾病与胃癌

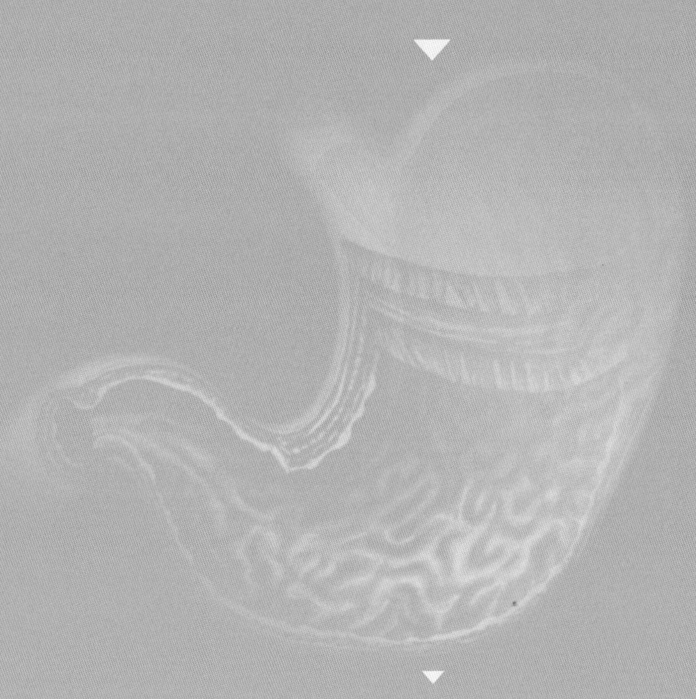

29

什么是慢性非萎缩性胃炎和慢性萎缩性胃炎

民以食为天，胃是人类负担最重的器官之一，因而“胃病”常挥之不去。慢性胃炎是最常见的胃病。胃镜是诊断慢性胃炎的主要检查方法。根据胃镜下表现，以及结合组织病理学诊断，慢性胃炎可分为慢性非萎缩性胃炎和慢性萎缩性胃炎两大基本类型，前者以胃黏膜炎性反应为主，后者以胃黏膜萎缩为主。这种分类方法有利于临床治疗和后续随访。慢性非萎缩性胃炎包括浅表性胃炎和糜烂性胃炎，这种胃炎可根据临床症状，对症治疗即可。慢性萎缩性胃炎有进展为胃癌的风险，因此除了对症治疗外，慢性萎缩性胃炎更需要密切随访，定期复查胃镜。

有人会问，我是如何得慢性胃炎的？慢性胃炎主要病因是幽门螺杆菌感染，除此之外，还包括药物（如阿司匹林、保泰松等）、胆汁反流、刺激性食物（浓茶、浓咖啡等）、气候变化、饮食不规律和心情等因素。慢性胃炎有什么临床症状呢？慢性胃炎常常缺乏特异性症状，部分人群有不同程度的上腹痛、反酸、嗳气、食欲减退、餐后饱胀等。预防慢性胃炎包括戒烟忌酒，慎用药物，注意饮食，调节心情。

30

慢性萎缩性胃炎会癌变吗

慢性萎缩性胃炎是一种以胃黏膜固有腺体萎缩常伴肠上皮化生的一类慢性胃炎，具有一定的演化发展过程，即沿着慢性胃炎、萎缩、肠化、上皮内瘤变、胃癌的路线发展，因此被称为癌前病变。

萎缩性胃炎有癌变可能，但是并不是所有的萎缩性胃炎都会转变为胃癌。正如买彩票中大奖一样，慢性萎缩性胃炎转变为胃癌概率很低。而且根据不同的情况，慢性萎缩性胃炎的癌变风险也不同，全胃萎缩和中重度萎缩癌变风险更大。另外，萎缩性胃炎进展为胃癌也要经历肠化和上皮内瘤变等过程。

当然，治疗方法得当的话，慢性萎缩性胃炎可以延缓发展，部分研究认为，轻度慢性萎缩性胃炎经过治疗可以获得好转。

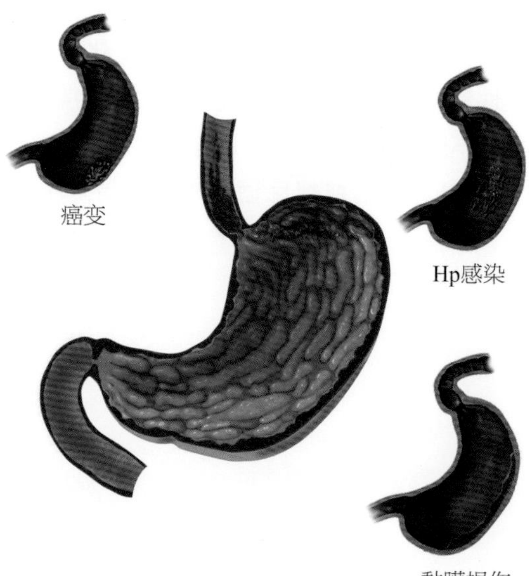

31

得了慢性萎缩性胃炎该怎么办

慢性萎缩性胃炎具有一定的癌变概率，但我们切勿恐慌。一旦确诊为慢性萎缩性胃炎，我们需要积极治疗和定期随访。治疗措施包括：

- 一般治疗：应积极戒烟忌酒，避免使用损害胃黏膜的药物和刺激性食物，尽量少吃腌制、煎炸、烧烤和隔夜食物，饮食宜规律。
- 抗幽门螺杆菌（Hp）治疗：多数萎缩性胃炎是由幽门螺杆菌感染引起，因此，根除 Hp 是对因治疗的主要策略。根除 Hp 后，萎缩发展得以减缓甚至停止，并有可能使部分萎缩得到逆转。在萎缩、肠化发生之前根除 Hp 是预防胃癌的黄金时期。
- 对症治疗：针对患者的不同临床症状，使用药物治疗，如胃黏膜保护剂、维生素和中药等。

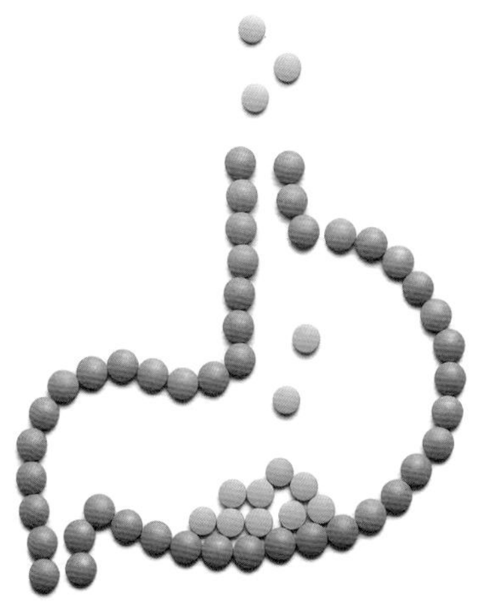

32

什么是消化性溃疡

消化性溃疡又称作消化性溃疡病，是指消化道黏膜被胃酸、胃蛋白酶自身“消化”造成的溃疡。有胃酸、胃蛋白酶正常或异常出现的地方，就有可能发生消化性溃疡，如食管、胃或十二指肠，或者胃-空肠吻合口附近或含有胃黏膜的 Meckel 憩室内。因为胃及十二指肠溃疡最常见，故一般所说的消化性溃疡是指胃和十二指肠溃疡。

从症状上来看，消化性溃疡比较容易和胃炎混淆，两者表现比较类似，比如都有腹痛、腹胀、嗳气、食欲不振、恶心、呕吐甚至呕血、黑便等症状，但两者本质是不一样的。简单来说，消化性溃疡“小而深”，就是说病变为局灶性的，对黏膜的损伤深达黏膜肌层，进一步发展可贯穿肌层，甚至浆膜层。而胃炎“广而浅”，即病变呈弥漫性，主要表现为黏膜的炎性改变。两者鉴别往往需要借助胃镜等

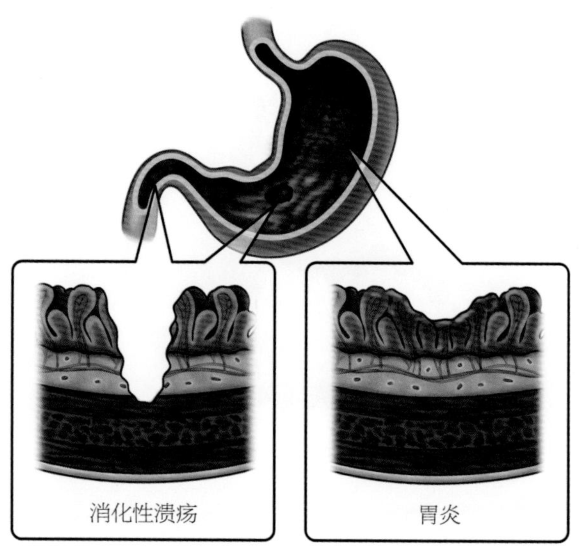

方法进行检查。

消化性溃疡是一种常见的胃肠道疾病，也是全球性的多发病。据估计，大约 10% 的人一生中患过消化性溃疡，男性更为多发。消化性溃疡可发生于不同年龄，多集中在 20 ~ 50 岁之间。十二指肠溃疡多见于青壮年，胃溃疡多见于中老年。

33

哪些人容易患消化性溃疡

哪些人容易患消化性溃疡呢？首先，是长期服用非甾体类抗炎药物及某些抗癌药物等的人群。这些非甾体抗炎药物，如阿司匹林、吲哚美辛、保泰松、布洛芬、普奈生等，长期服用会破坏消化道黏膜屏障，使黏膜细胞失去正常保护。有些抗癌药物，如氟尿嘧啶、氨甲蝶呤等也是致溃疡因素。

其次，吸烟也是胃溃疡的一大诱发因素，吸烟可引起胃部血管收缩，减弱黏膜的自我保护作用，破坏胃黏膜屏障。据调查吸烟与溃疡病的患病率、并发症、复发率和死亡率等均有密切关系。

饮食习惯与消化性溃疡的发生也有一定关系。酒、浓茶、咖啡等能刺激胃酸分泌，摄入后易产生消化不良症状。虽然目前尚无证据表明长期饮用会增加溃疡发生风险，但如果已经患有消化性溃疡，还是建议控制饮酒或戒酒。高盐饮食也被认为可增加胃溃疡发生的风险，这与高盐饮食损伤胃黏膜有关。三餐不规律，进食过多、过少、过硬、过烫、过冷等，都容易导致溃疡。所以日常生活中，规律进食对胃的养护也很重要。

另外，幽门螺杆菌也被认为是消化性溃疡的一大危险因素。据既往研究统计，在胃溃疡和十二指肠溃疡患者中幽门螺杆菌感染的阳性率高达 80% ~ 100%。幽门螺杆菌感染被认为是消化性溃疡最重要的致病因子。

胃部血运丰富，应激和不良情绪，如焦虑、忧伤、怨恨、紧张等，可通过迷走神经机制影响胃十二指肠分泌、运动和黏膜血流的调控，使黏膜自我保护能力降低，使溃疡容易发生。最后，消化性溃疡的发生具有遗传因素已得学界一致认可。胃溃疡和十二指肠溃疡患者近亲发病率较普通人高 3 倍。

此外，一些慢性病患者易患消化性溃疡，如慢性肺部疾病、肝硬化和慢性肾功能不全等。

34

消化性溃疡的症状有哪些

消化性溃疡常见的症状主要有腹痛、反酸、嗳气、胃灼热、上腹饱胀/不适、呕吐、食欲减退等表现，但其中最具特异性的症状要属腹痛了。大家一定会奇怪，腹痛这么常见容易混淆的症状怎么会成为消化性溃疡的典型症状呢？答案就在于它的疼痛很有特点，上腹痛是消化性溃疡最主要的症状，它的位置多见于中上腹部，可偏左或偏右。胃溃疡疼痛位置相对十二指肠溃疡较高，可位于剑突下偏左；十二指肠溃疡疼痛位置多位于右上腹或脐的右侧。

消化性溃疡产生的腹痛与进食关系明显，典型胃溃疡疼痛多发生在餐后1小时内，经过1~2小时后逐渐缓解，再度进食后，腹痛再次出现，呈"进食-腹痛-缓解"的规律。典型十二指肠溃疡疼痛常在进食后2~4小时（胃内食物基本排空）发生，因此也称作"空腹痛"或"饥饿痛"，在进食或服用抗酸剂后疼痛可缓解，呈"腹痛-进食-缓解"的规律，疼痛也可发生于夜间。十二指肠溃疡这个特点更加突出。数周或更长时间腹痛反复发作，然后进入疼痛缓解期。复发时间多在春秋两季，夏季一般不发生腹痛。而疼痛严重程度不一，多可忍受，可呈隐痛、钝痛、胀痛、烧灼样痛或饥饿样痛等。手拳按压腹部疼痛部位或呕吐后，疼痛可减轻。口服小苏打等药物后，疼痛可减轻。

但疼痛对消化性溃疡的诊断还是缺乏一定的敏感性和特异性。并非所有溃疡患者都具有腹痛症状，约30%患者表现为无腹痛。此外，功能性消化不良、胃炎甚至胃癌患者也可有类似疼痛。也就是说，"痛了不一定得溃疡了，而溃疡也不一定就会痛"。

除腹痛外，反酸、嗳气、胃灼热、上腹饱胀/不适、呕吐、食欲减退等症状也可存在。如溃疡侵犯血管，也可能发生呕血、黑便等消化道出血的症状。但同样这些症状也缺乏特异性。

35

消化性溃疡会发展成为癌症吗

比较幸运的是，尽管消化性溃疡发病率较高，但其癌变的风险是比较低的，十二指肠溃疡基本不恶变，而胃溃疡恶变率为 5% 左右。有长期慢性消化性溃疡史、年龄 45 岁以上、溃疡顽固不愈的胃溃疡患者癌变发生率较高。但是，值得警惕的是，除了胃癌晚期，胃溃疡和胃癌在症状方面并没有很明显的差别。因此，胃溃疡患者应该密切关注细微的变化，尽可能早期发现胃溃疡癌变的先兆。

当胃溃疡患者出现以下征兆时，应该立即就医，并进行胃镜等相关检查。

- 疼痛性质及规律的改变：溃疡病的特点是规律性疼痛，一旦胃溃疡规律发生改变，疼痛程度、时间等与之前不同，则应该警惕癌变的可能。

- 明显消瘦：年龄 40 岁以上的胃溃疡患者，如短期内有消瘦、厌食、恶心、呕吐（呕吐物为前一天进食的食物或暗红色食物）、营养状况不佳、明显消瘦、疲乏无力等症状，且以往有效的药物效果变差，都是癌变的信号。

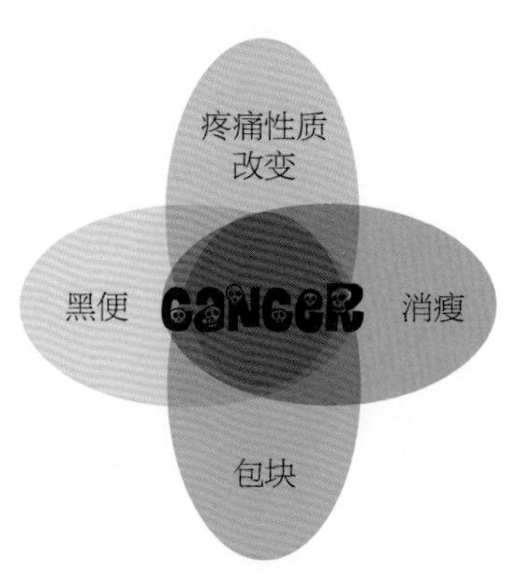

- 固定包块出现：胃溃疡患者如在上腹扪及较硬包块，表面不光滑，且包块逐渐增大，按压时疼痛。这种情况多发生了癌变。

- 无法解释的黑便：排除进食动物血制品及某些可能导致黑便的药物（如硫酸亚铁等）后，如果患者出现黑便或大便隐血持续阳性，应该警惕癌变可能。

诊断消化性溃疡需做什么检查，该如何治疗

诊断消化性溃疡需要做如下检查。

◎ 胃镜检查：胃镜检查是诊断溃疡最直接也是最理想的手段，也是目前使用最为广泛的手段。通过胃镜检查，医生可以肉眼观察到溃疡的状况，如果必要，还会同时在胃镜下钳取小块组织做病理检查，以鉴定是否有恶变。

◎ X线钡餐检查：若患者有胃镜检查禁忌证，可选择X线钡餐检查。

◎ 幽门螺杆菌检测：每位消化性溃疡患者都应该进行此项检查，以确定是否存在幽门螺杆菌感染，从而指导下一步治疗。

消化性溃疡的存在可以说是潜在的隐患，需要治疗。对于有症状的消化性溃疡患者而言，治疗可以解除或缓解症状；而对于无症状或症状不明显的溃疡患者，及时治疗也可以阻止溃疡进一步发展，从而避免消化道出血、穿孔、幽门梗阻甚至癌变等并发症的发生。

消化性溃疡的治疗在借助药物治疗的同时，规律的饮食和良好的生活习惯也十分重要。治疗策略主要包括以下方面。

◎ 一般治疗：生活规律，劳逸结合，心态乐观。避免过度劳累及精神紧张。溃疡活动期症状较重时，可以考虑卧床休息。吸烟者应尽可能戒除。服用非甾体抗炎药物者是否停服，应根据相关病情决定。

◎ 饮食治疗：细嚼慢咽，避免急食，咀嚼可增加唾液分泌，唾液可稀释和中和胃酸，并可能具有提高胃黏膜屏障作用；有规律定时进食，以维持正常消化活动的节律；急性活动期，少食多餐为宜，每日进食4~5次，症状得到控制后，可恢复至一日三餐；戒烟酒，避免咖啡、浓茶、浓肉汤和辣椒、醋等刺激性食物。

药物治疗

a. 消化性溃疡的药物治疗：主要包括抗酸剂、抑酸剂和黏膜保护剂。如果把胃酸比作阻碍溃疡愈合的敌人：①抗酸剂的主要作用就为“消灭已有敌人”。抗酸剂是一类弱碱性物质，可中和胃酸降低为内容物酸度，解除胃酸对胃、十二指肠黏膜的侵蚀和对溃疡面的刺激，有缓解疼痛和促进愈合的作用，包括氢氧化铝、碳酸氢钠、氢氧化镁等。②抑酸剂则“从源头减少敌人”，是缓解症状，愈合溃疡的主要措施。主要有质子泵抑制剂和组织胺 H_2 受体拮抗剂。前者主要包括奥美拉唑、兰索拉唑、泮托拉唑等，后者主要包括雷尼替丁、西咪替丁、法莫替丁等。③黏膜保护剂是“为胃黏膜穿上一层护甲”，其主要作用是增强黏膜抵抗力，中和胃酸，改善黏膜血流，主要包括硫糖铝、枸橼酸铋钾、米索前列醇等。

b. 在以上基础上，如果患者伴随幽门螺杆菌感染，还应该增加根除幽门螺杆菌的治疗：经典四联方案作为首选。即质子泵抑制剂 +

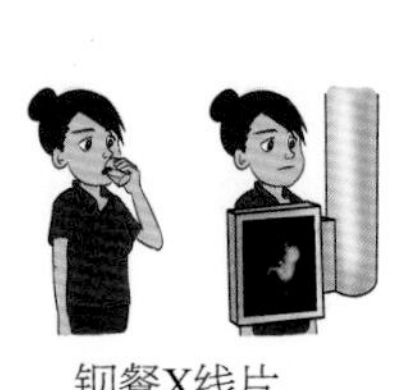

钡餐X线片

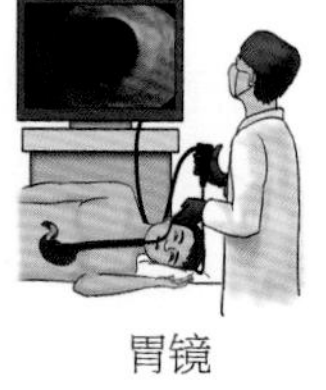

胃镜

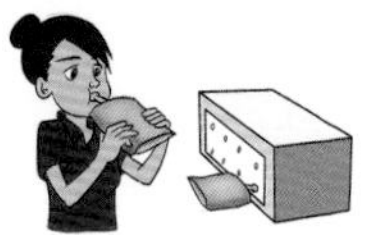

幽门螺杆菌碳13呼气试验

消化性溃疡的诊断

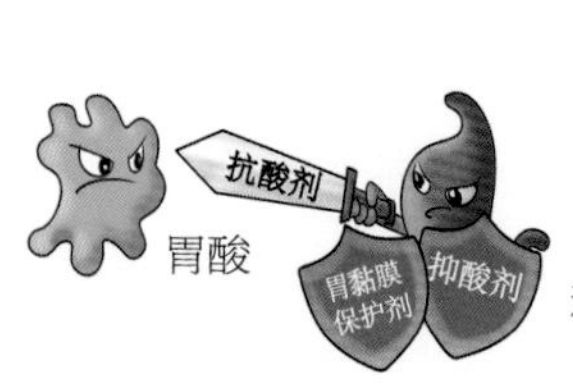

胃酸

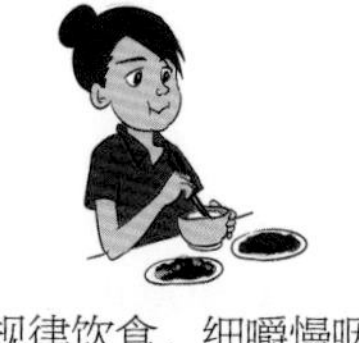

规律饮食，细嚼慢咽

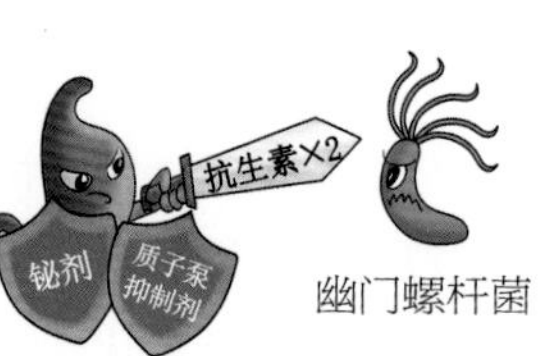

幽门螺杆菌

消化性溃疡的治疗

铋剂+2种抗生素。可选抗生素有阿莫西林、克拉霉素、左氧氟沙星、呋喃唑酮、四环素、甲硝唑等。

c. 药物治疗疗程：对于幽门螺杆菌阳性患者，在进行正规抗幽门螺杆菌治疗的前提下，进行4~8周抑制胃酸分泌药物治疗；对于幽门螺杆菌阴性患者，进行抑制胃酸治疗，胃溃疡疗程6~8周，十二指肠溃疡疗程4~6周。

- 外科治疗：外科治疗是消化性溃疡治疗策略的最后保障。对大量反复出血内科治疗无效、急性穿孔、器质性瘢痕致幽门梗阻、疑有溃疡癌变及正规内科治疗无效的顽固性溃疡可选择外科治疗。

37

什么是胃息肉，为什么会长胃息肉，胃息肉有哪些分型

胃息肉是指来源于胃黏膜上皮的突起乳头状组织。医学上对它的描述是“胃黏膜局限性良性隆起病变”。顾名思义，可见胃息肉的关键词是胃黏膜来源、良性的、局限的。如果将胃比作一个粉刷一新的房间，那么胃息肉就好比墙壁表面不平整，突起了一块。

胃息肉在临床上比较常见。胃息肉的发生机制目前尚未阐明，但是有研究表明它的发生与遗传、长期不恰当使用抑酸药、烟酒嗜好、胃黏膜炎性反应和幽门螺杆菌（Hp）有一定关系。内镜医师根据胃镜下看到的息肉隆起形态，又将胃息肉分为：Ⅰ，Ⅱ，Ⅲ，Ⅳ四个类型。如果按更深入一些的组织学分类，胃息肉大体分为四类：增生性息肉、胃底腺息肉、腺瘤性息肉和特殊类型息肉，其中增生性息肉最为

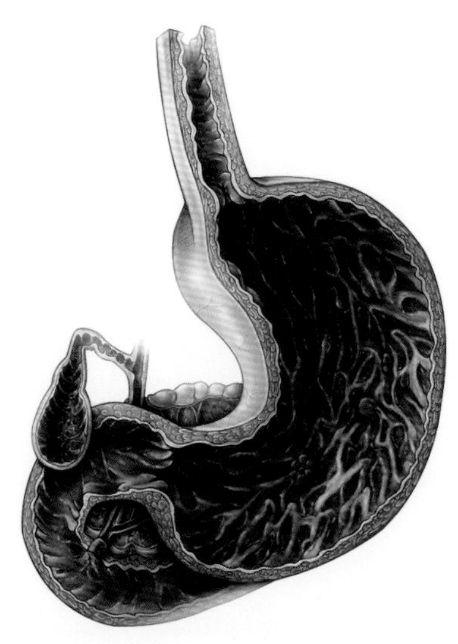

常见。不同类型的息肉预后也不一样。

大多数胃息肉病人无明显症状，往往是体检时候偶然发现。有症状时常表现为上腹隐痛、腹胀、不适，少数可出现恶心、呕吐。合并糜烂或溃疡者可有上消化道出血，多表现为粪潜血试验阳性或黑便，呕血较为少见。位于幽门部的较大带蒂息肉，可脱入幽门管或十二指肠，也可自行复位，表现为幽门梗阻或发作性幽门痉挛。

38

胃息肉与胃癌有什么关系

谈到胃息肉，因为涉及癌变的可能，很多患者往往十分紧张，甚至“谈瘤色变”。其实胃息肉大多数是良性的，甚至可以伴随终生。一般认为，腺瘤性息肉的癌变率相对较高，癌变率大约是 30% ~ 58.3% 。增生性息肉一般不被认为是癌前病变，但是形态较大的增生息肉有一定癌变可能，而且息肉越大，风险越高，如 > 2 cm 的息肉，癌变风险高达 50%。此外，即便是这些不安分的“高危”息肉，发生癌变与否还受很多因素的影响，包括息肉大小、息肉病理分类、息肉形态、息肉部位、息肉数目等。因此，发现息肉也无需惊慌，到正规医疗机构就诊，寻求专科医师帮助，并在医师指导下进行胃镜下检查，并根据内镜检查和活检结果进一步处置。

39

胃息肉要不要斩草除根

胃息肉大多数为良性，疾病进展缓慢，因此治疗上可供权衡的时间比较宽裕。对于胃息肉病，进行认真的内镜筛查和活检十分关键，因为检查和活检结果直接影响我们对息肉的后续处理原则和方法。对于息肉的治疗，也要视具体分型而定，原则上胃底腺息肉几乎没有恶变倾向，是一种很安全的息肉，经过病理确诊后无需特殊治疗。对于哪些有癌变风险的息肉，如绒毛腺瘤样息肉，基底无蒂、>2 cm 的息肉，务必要斩草除根，并且严格遵照医嘱定期复查。一般而言，胃内息肉数量不多的，都应内镜下切除，并做病理活检。多于 10 枚的息肉还要进一步排查其他疾病，如家族性腺瘤病等。

40

摘完息肉后要注意什么，胃息肉要如何随访

胃息肉的切除方法，从安全和有效的角度来讲，都首推胃镜下摘除。内镜下息肉切除后，胃黏膜留下的缺损通常能够很快愈合，少部分会形成溃疡，这主要取决于创面大小及深度。一般而言，较小的息肉（<0.5 cm）切除后2~3小时内不宜进食，2~3小时后喝温凉的水，并根据医生建议开始进食温凉流质食物。此外，对于较大（>0.5 cm）、较多的息肉，我们建议在一定的医疗监护条件下（住院）完成摘除并在医生指导下逐步恢复饮食，其目的是能够及时发现及预防出血、溃疡、穿孔等不良事件的发生。

值得一提的是，息肉切除后，不要认为就可以放任不管了，一定要记得拿到病理结果，再次请消化科医生复诊，明确息肉的病理分型，并在医生的指导下进行进一步治疗和随访。一般而言，胃息肉切除后至少1年内应该复查1次胃镜，如果没有复发且病情稳定良好可3~5年复查1次胃镜。

什么是胃黏膜下隆起、间质瘤、平滑肌瘤

现在越来越多的人在体检时选择做胃镜，做好了胃镜有时会看到这样一个诊断“胃黏膜下隆起”，这样的诊断常让不少病人紧张。

那就让我们一起来看看什么是胃黏膜下隆起？首先，我们要搞清楚胃壁的结构，胃壁分四层：黏膜层、黏膜下层、肌层、浆膜层。清楚了胃壁的四层结构，就很好理解黏膜下隆起了。胃黏膜下隆起就是在胃的黏膜层以下的隆起，区别于生长在胃黏膜表面的隆起性病灶，胃镜下看这个隆起的表面黏膜是完整且光滑的。

胃最多见的胃黏膜下隆起病变有间质瘤、平滑肌瘤、脂肪瘤、异位胰腺等。什么是胃间质瘤？什么是胃平滑肌瘤呢？下面我们分别来介绍一下这两种常见的胃黏膜下隆起病变。

胃间质瘤多发生在胃底、胃体，好发于肌层，肿瘤多向腔内、外生长，血供非常丰富。常见临床症状有恶心、呕吐、上腹痛、贫血、肿块与上消化道出血等，但也有许多间质瘤患者无症状。这类肿瘤根据肿瘤的大小及术后病理可分为极低、低、中等和高四个危险等级。

胃平滑肌瘤同样也多发生在胃底、胃体，源于平滑肌。临床表现常与肿瘤的部位、大小、生长方式、并发症等有关，小的胃平滑肌瘤可以无症状，严重者主要表现为出血、腹痛、腹胀、腹部包块等，其中出血为最常见的症状。此外，胃平滑肌瘤可恶变为平滑肌肉瘤。

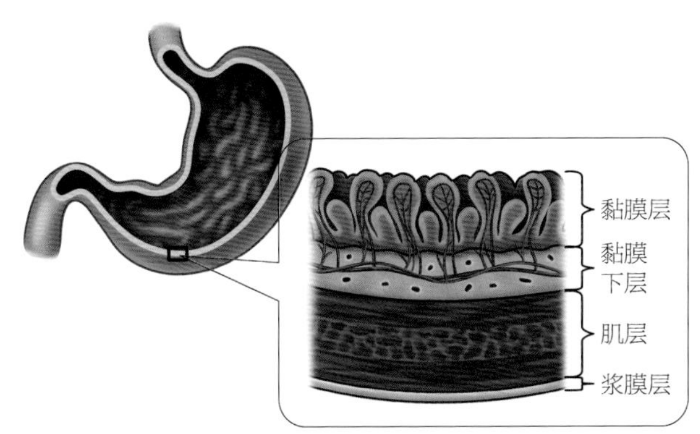

42

出现胃黏膜下隆起该做什么检查，怎么治疗

胃镜发现了胃黏膜下隆起，大家肯定有疑问，为什么看到病灶不取活检看一下呢？病灶在黏膜下，我们取活检只能取到黏膜层，对黏膜下层的病灶是不能取到有意义的组织，通俗点说就是取了也白取。我们既然不能取活检，还能做什么检查呢？

- 超声胃镜检查：超声胃镜是在胃里进行局部的超声波检查。这个超声胃镜可以很清楚地看到胃的各层结构，当然也可以看到病灶在哪层结构中，还能测量病灶的大小，而且可以大概判断是什么性质的病灶。
- CT 检查：有些黏膜下病灶太大，超声胃镜不能清楚显示，还是需要结合 CT 检查进一步评估病灶的性质、大小、和周边组织器官的关系等。

但是胃黏膜下隆起通过胃镜、超声胃镜和 CT 检查也不能完全确定病变的性质，所以想要明确病灶的具体性质必须通过术后病理才能明确。

那么，胃黏膜下隆起是不是发现就一定要手术？选哪种手术方式呢？其实，胃黏膜下隆起并不是一定都需要手术，对于脂肪瘤、血管瘤、囊肿等是不需要手术的，而对于一些 < 1 cm，考虑可能是间质瘤、平滑肌瘤的，也可以暂时不手术，需要定期复查，如果病灶增大可以进行处理。

一旦病灶需要手术，又有哪些手术方式呢？目前，内镜技术近年的飞速发展，很多黏膜下隆起病灶已经不需要开腹或行腹腔镜手术，内镜微创手术可以处置大部分胃黏膜下隆起病灶。因此，对于胃黏膜下隆起病灶是否需要手术以及如何进行手术，则需要在发现病灶的时候进行仔细评估方能确定。

43

胃黏膜下隆起和胃癌有关系吗

胃黏膜下隆起是发生在黏膜层以下的病灶，这会不会是胃癌呢?下面我们介绍一下让人担惊受怕的胃癌。

胃癌是起源于黏膜上皮，也就是黏膜层的恶性肿瘤，分为早期胃癌和进展期胃癌，早期胃癌是指癌组织局限于黏膜层和黏膜下层的胃癌，而进展期胃癌则是指癌组织已经超过黏膜下层的胃癌。胃癌可发生在胃底贲门、胃体、胃窦等部位，根据病灶部位不同选择不同的手术术式。早期胃癌多数患者无明显症状，也可有不典型的消化不良等症状，一般很难引起重视。肿瘤进一步生长，可能才出现较为明显的症状，但均缺乏特异性。疼痛与体重减轻是进展期胃癌最常见的临床症状。根据肿瘤发生部位不同，也有相应的不同表现。贲门胃底癌可有胸骨后疼痛和进行性吞咽困难；幽门附近的胃癌有幽门梗阻表现。

通过上述讲解，想必大家已经明白了，胃癌是发生在黏膜层，而胃黏膜下隆起则是在黏膜层以下。这样大家看到胃镜报告上的胃黏膜下隆起就不会紧张啦！当然，胃黏膜下隆起如果是间质瘤也有恶变的可能，应进行相应的处理和定期随访。

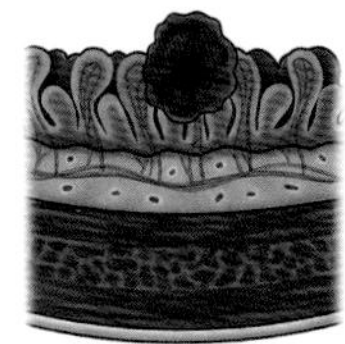

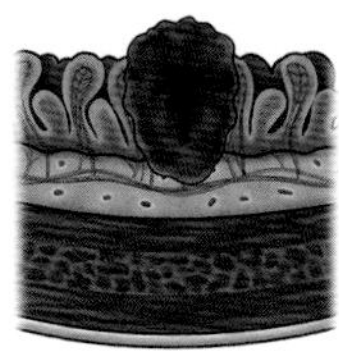

胃癌

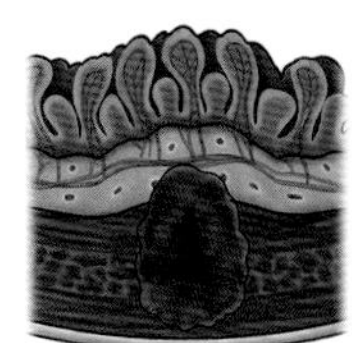

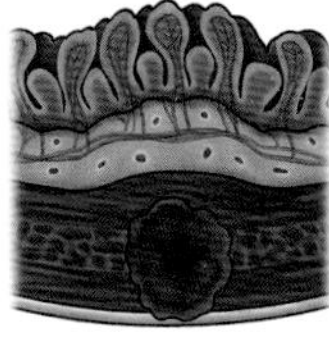

黏膜下隆起

44

什么是胃镜活检，为什么要做活检

胃镜活检是胃镜检查时的一个重要辅助检查技术，医生可以通过内镜特别设计的空孔道插入活检钳，在医生怀疑病变的位置采取少量细胞组织标本，病理科医生采用相应的技术处理标本并且在显微镜下观察，明确病变组织的性质、来源。病理诊断是目前疾病诊断的金标准，任何其他方式，包括影像学检查等无法替代。某些典型病变如胃炎，胃溃疡可通过医生经验来诊断，但是对于不典型病灶或怀疑有恶性病变时，活检相当重要。病理结果直接决定患者治疗方式，有助于指导临床医生对病人采取精准的治疗措施。活检会留有一个小创面，但很快恢复，一般 4 个小时无明显不适即可以正常进食。

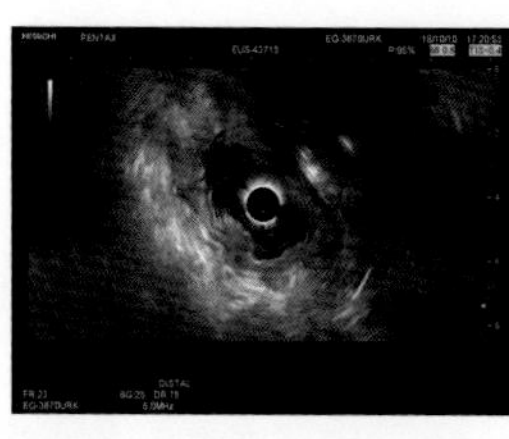

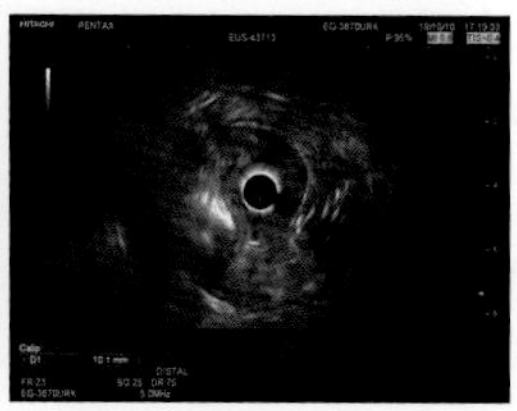

什么是胃黏膜肠上皮化生

肠上皮化生简称肠化，当慢性炎症和各种有害因素的长期反复刺激胃黏膜时，体内会产生一种适应性反应。即胃黏膜上皮被类似的（但不完全相同）的肠道黏膜上皮取代。就像棉布衣上补了一块化纤布一样。肠上皮化生的肠腺上皮从一般组织病理学观察与小肠上皮的形态及功能非常相似，但也有一部分肠上皮化生则很像大肠上皮。肠化的上皮包括吸收细胞、杯状细胞及潘氏细胞等，这些特征与胃黏膜上皮均有不同。而且，化生的肠上皮细胞所分泌的黏液物质与胃黏膜分泌的黏液有所不同，化生上皮分泌的主要是酸性黏蛋白，而胃黏膜

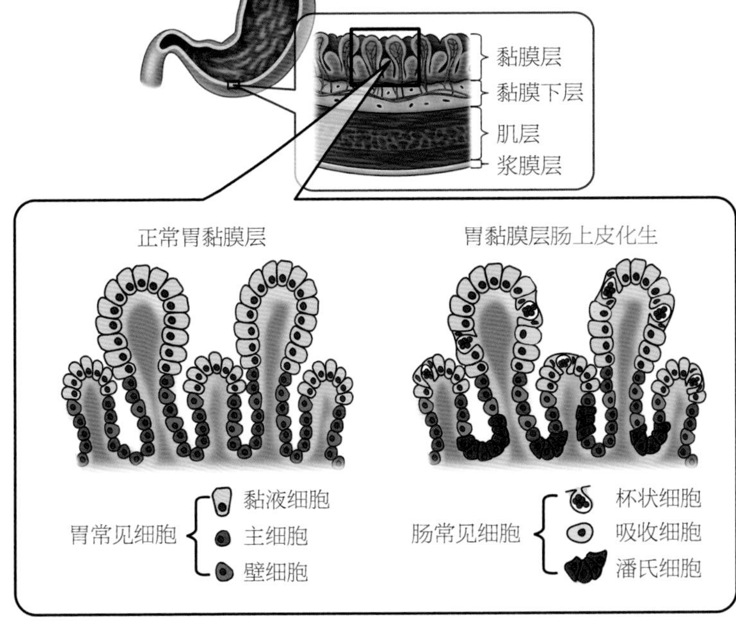

主要分泌中性黏蛋白。

肠化的产生可能跟分泌胃酸细胞减少或功能障碍，或者碱性反流物、抑制胃酸药物有关，也可能与年龄有关。60岁以上的人，90%都有不同程度的肠化。化生具体包括小肠型化生和结肠型化生。前者上皮分化好，是一种常见的黏膜病变，广泛见于各种良性胃病，故认为小肠型化生可能属于炎症反应的性质。后者上皮分化差，在良性胃病中检出率很低，但在肠型胃癌旁的黏膜中检出率很高，说明结肠型化生与胃癌的发生有密切关系。肠化虽然还不是胃癌，但应该引起重视，定期复查胃镜。

46

什么是胃黏膜不典型增生，如何处理

不典型增生也就是异型增生，是指增生的细胞在形态、结构或代谢功能方面，偏离正常（典型）状况。不典型增生是一种病理改变，区别于肠化生，肠化生可进一步进展为不典型增生。根据严重程度，不典型增生可以分为轻度、中度及重度。轻度是一种应激反应，重度可能是胃癌的早期病变。不典型增生可以出现于正常细胞中，也可以出现于肠腺化生细胞中。与肠化相比，不典型增生与癌症的关系更加密切，21% 的轻度、33% 的中度、57% 的重度不典型增生可发展为癌。

世界卫生组织确认：不典型增生是癌前病变，应该十分重视。从临床角度看，中度以上不典型增生应该密切随访，定期复查。重度不典型增生应该采取积极的态度，考虑手术治疗。好在不典型增生发展很慢，通常为数月或数年，使我们有充分的机会去随访、处理。

47

什么是胃黏膜低级别瘤变和高级别瘤变，如何处理

胃癌并不是一朝一夕之间发生的，而是由于多种因素，经过多个步骤，循序渐进形成的。胃黏膜上皮内瘤变（GIN）指非浸润性的、基底膜以上上皮的肿瘤性病变，是胃癌发生过程中重要的阶段，属于胃癌的癌前病变。胃黏膜上皮内瘤变分为胃黏膜低级别上皮内瘤变（LGIN）和高级别上皮内瘤变（HGIN）。低级别上皮内瘤变相当于轻度、中度异性增生；高级别上皮内瘤变相当于重度异型增生或原位癌。

如果胃镜的病理活检诊断为低级别上皮内瘤变，需要进行密切随访（1年复查1次胃镜）。有幽门螺杆菌感染的患者，建议根除胃幽门螺杆菌后随访观察。在部分情况下，通过根除幽门螺杆菌、缓解胃黏膜炎症，低级别上皮内瘤变可自行消除。随访时应行精查胃镜，若未发现胃黏膜明显病灶，后续则只需要定期复查随访（1~2年复查1次胃镜）；如果精查胃镜发现可疑孤立病灶，则要视具体情况决定是否需要行内镜下治疗。

高级别上皮内瘤变是具有恶性特征的黏膜病变，很有可能发展为浸润性的胃癌。另一方面，因为胃镜检查时活检组织的深度及大小均有限，所以不能排除部分高级别上皮内瘤变已经进展为浸润性胃癌的可能。因此，当发现胃黏膜高级别上皮内瘤变时，可以当成早期胃癌进行积极治疗。首先，要再次进行胃镜精查（3~6个月内复查），还需要进行超声内镜检查评价病灶浸润的深度。当病变面积较大，或者高度怀疑为浸润性胃癌时，还可以进行腹部 CT 检查。大多数高级别上皮内瘤变可以进行内镜下治疗。当病变胃镜下大体形态符合肿块型、局限溃疡型（溃疡 > 2 cm）、溃疡浸润型、弥漫浸润型 4 类浸润性胃癌表现和（或）超声内镜显示病灶累及肌层（T2 期）及以上，或 CT 提示浸润性胃癌时，则应该进行外科手术等治疗。

总的来说，胃黏膜低级别瘤变和高级别瘤变虽然是一种癌前病变，处理方法不同。低级别瘤变可以随访，高级别瘤变积极治疗。发现胃黏膜上皮瘤变并不可怕，绝大部分情况下是可以治愈的。

48

什么是胃癌前病变

胃癌的发生分为多个阶段，主要包括慢性浅表性胃炎、慢性萎缩性胃炎、胃黏膜肠上皮化生、低级别上皮内瘤变、高级别上皮内瘤变、胃癌。其中，肠上皮化生是胃黏膜损伤的指标，具体是指胃黏膜上皮细胞被肠型上皮细胞所代替，即胃黏膜中出现类似小肠或大肠黏膜的上皮细胞。

慢性萎缩性胃炎是胃癌的癌前疾病。而胃癌前病变是病理学的概念，其定义为已证实与胃癌发生密切相关的病理变化，临床上主要指异型增生（又称不典型增生或上皮内瘤变）。

胃癌前病变多在萎缩性胃炎的基础上发生，其临床症状也与慢性萎缩性胃炎类似，常见嗳气、上腹饱胀不适、疼痛等非特异性消化不良症状。因此，对慢性萎缩性胃炎患者进行合理的评估、治疗与随访十分必要。血清胃蛋白酶原Ⅰ、Ⅱ以及胃泌素-17的检测有助于判断有无胃黏膜萎缩及萎缩部位。幽门螺杆菌是慢性萎缩性胃炎的最重要病因，研究还表明，幽门螺杆菌感染能够大大提前胃癌前病变的发生。因此，慢性萎缩性胃炎患者应及时根除幽门螺杆菌。此外，慢性萎缩性胃炎患者应多食新鲜蔬菜，规律清淡饮食，避免服用损伤胃黏膜的药物，并适当使用促动力药及胃黏膜保护剂。

为了及时发现胃癌前病变，并提高早期胃癌的检出率，慢性萎缩

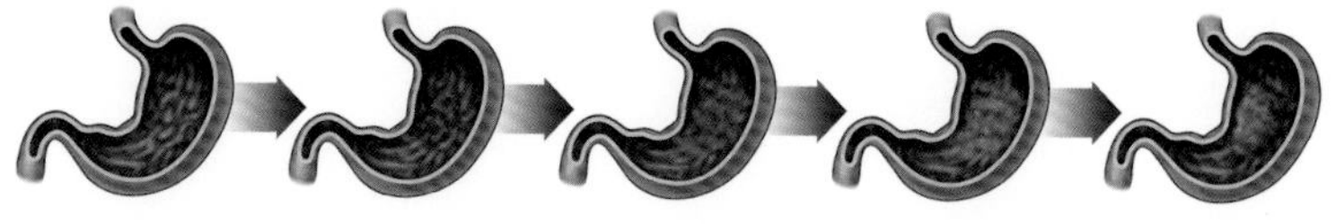

性胃炎患者应严格进行胃镜随访。 对于胃镜病理结果提示不伴肠上皮化生和上皮内瘤变的患者可 1~2 年行胃镜和病理随访 1 次，有中、重度萎缩或伴有肠上皮化生的患者应每 1 年左右随访 1 次。伴有低级别上皮内瘤变，但精查胃镜没有发现胃黏膜明显病灶的，胃镜随访时间 6~12 个月。一旦发现可疑的孤立病灶或高级别上皮内瘤变，则应按照胃黏膜上皮内瘤变的治疗原则及时处理。

49

什么是胃早癌，为什么要早发现

胃早癌即胃早期癌，指的是癌组织仅局限于胃黏膜层或黏膜下层，不论有无淋巴结转移。胃早期癌根据浸润深度可分为：黏膜内癌（MC）和黏膜下癌（SMC）。

通过超声内镜及CT等检查对病灶浸润深度、范围和淋巴结转移的评估，继而制订胃早期癌的治疗方案。目前，对于无淋巴结侵犯的胃早期癌主张进行内镜下微创治疗，而已有淋巴结转移或尚未发现淋巴结转移但转移风险较高的病变，则首选外科手术治疗。

胃癌在我国高发，我国每年胃癌新发和死亡病例均占全世界胃癌病例的40%，因此胃癌是危害我国人民健康的重大疾病之一。由于大多数胃癌患者早期不会出现明显的临床症状，我国90%的胃癌病人在发现时已是进展期，而胃癌的预后与诊治时机密切相关。进展期胃癌即使接受了外科手术治疗，5年生存率仍低于30%。而早期胃癌治疗后5年生存率可超过90%，甚至达到治愈的效果。但目前我国早期胃癌的诊治率低于10%，远低于日本（70%）和韩国（50%）。因此，推行早期胃癌筛查措施和高危人群进行内镜精查策略，是改变我国胃癌诊治严峻形势的可行且高效的途径。

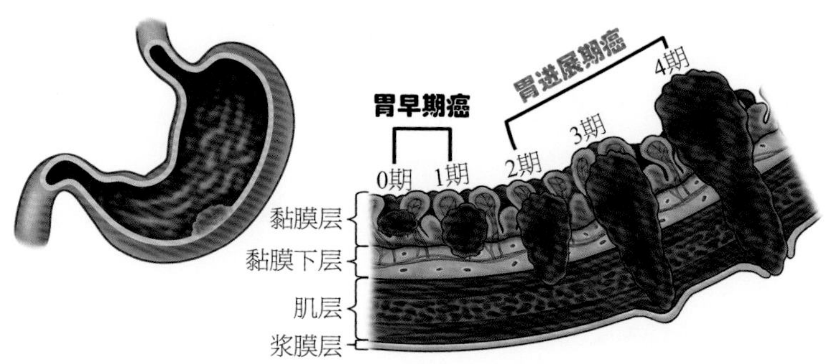

胃癌的分期

早筛、早诊和早治是目前防治胃癌的最佳途径，不仅能大大改善患者的预后，还能减轻患者的经济负担。如果我国胃早癌的发现率提高到日本、韩国的水平，保守估计全国居民家庭每年至少可以少支出150 亿元，国家每年可以节省至少 300 亿元的医保费用。正如李兆申院士提出的，“发现一例早癌，挽救一条生命，拯救一个家庭”！

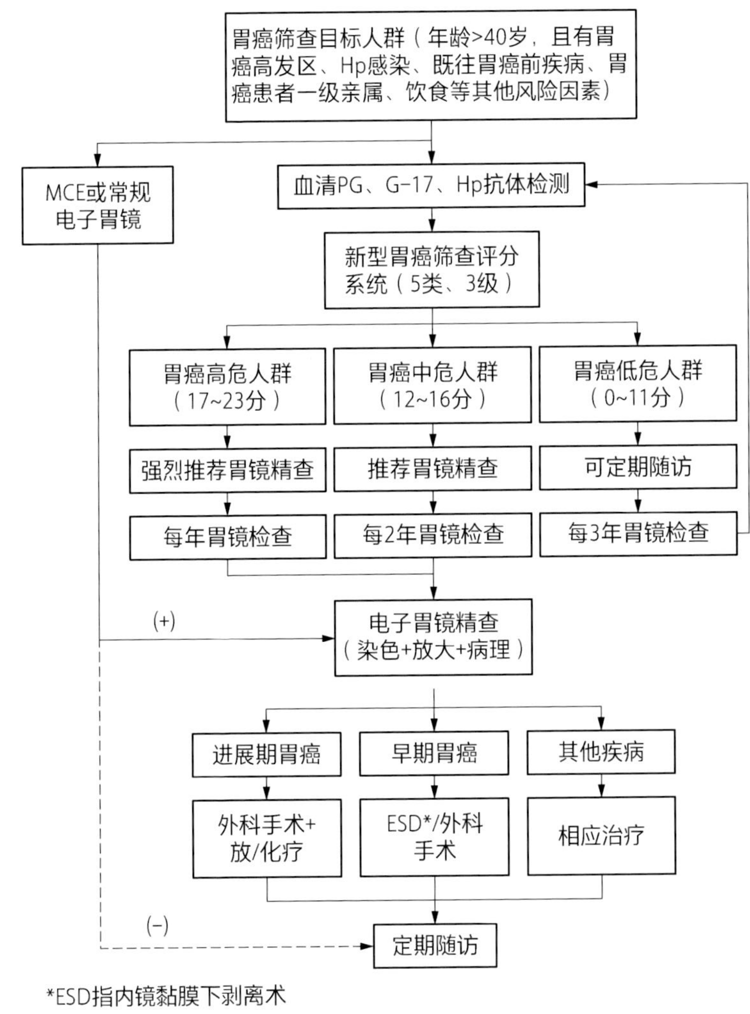

早期胃癌筛查的推荐流程

50

胃早癌如何处理

在诊疗技术不断提高，内镜技术不断发展，外科手术方法不断改进，化疗、放疗、生物制剂配合应用的今天，早期胃癌治疗总体预后率显著提高。近年资料显示，日本和西方国家早期胃癌 5 年生存率达到 90% 以上。

外科手术仍是目前治疗胃癌的主要手段，但当肿瘤进展到晚期，往往手术疗效欠佳或者已经失去手术的机会。因此，提高早期胃癌的检出率以及治愈率对胃癌的防治有重要意义。对于早期胃癌患者，外科手术范围趋于缩小，根据患者的一般状态及肿瘤的病理类型进行“量体裁衣”的术式。

(1) 内镜治疗

内镜下进行胃早癌的治疗目前已是临床常规的治疗手段。内镜治疗包括切除法和非切除法，切除法包括内镜下黏膜切除术（EMR）以及内镜黏膜下剥离术（ESD）。通过这两种方法切除病灶，可以获得黏膜标本用于进一步病理检查。这两种方法都有自己的适应人群，临床中医生会根据病人的需求和疾病情况来选择。非切除法包括光敏治疗、激光治疗、局部注射以及组织凝固法破坏局部组织，但该方法的缺点是一旦实施后，难以再行活检明确有无肿瘤组织残留。

此外，腹腔镜下局部切除也被用于胃早癌的治疗。随着腔镜技术的发展，早期胃癌经腹腔镜下全层切除部分胃壁已成为可能。该治疗的优势在于可不开腹，较外科手术减少创伤，术后恢复快；而切除范围较内镜广，可将邻近胃癌病灶周围的淋巴结一并切除，如活检发现有癌转移时可即中转剖腹做根治手术。该手术一般宜于胃前壁的病变，如病变位于后壁或近侧，则需经胃腔内将病变部位黏膜切除或手

内镜下黏膜切除术(EMR)

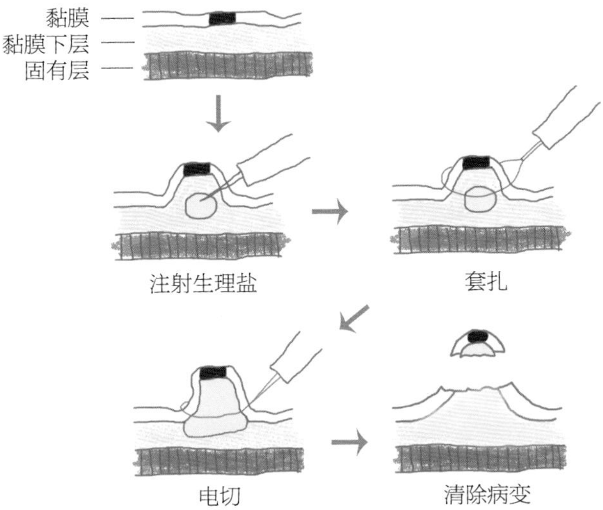

黏膜

黏膜下层

固有层

注射生理盐

套扎

电切

清除病变

术切除。

(2) 化学治疗

约 2% ~ 5% 早期胃癌患者存在淋巴结转移，更多患者存在微小转移，为了提高手术治疗的疗效，需要联合化学治疗，以弥补单纯手术治疗的不足。

51

胃癌的报警信号有哪些

要做到癌症早发现、早治疗，除了依靠飞速发展的医疗手段进行筛检外，患者本人以及家人、朋友也应该更多关注患者身体功能的异常，以便尽早到医院检查。那么，身体会通过怎样的表现来提醒我们呢?

胃癌在早期的发生发展过程中，表现得十分隐匿，多无症状或仅有轻微症状，容易被忽略。随着病情进展，病理改变影响胃的功能及机体内环境稳态，一些非特异性症状可时隐时现，或者长期存在。这个时候患者需要立即就诊。

- 这些报警信号包括在患病初期：上腹胀痛、钝痛、隐痛（开始轻微，且无规律性，药物治疗后不能缓解，逐渐加重）、恶心、食欲不振、嗳气和消瘦、节律性疼痛、反酸。

- 当进展期胃癌时：腹痛（持续性疼痛，并向腰背部放射）、食欲减退和消瘦伴有乏力、贫血、营养不良，进行性发展。呕血和黑便、腹泻、吞咽困难可反复出现。

遇到上述这些症状不要惊慌，但一定要重视，及时到医院就诊。

52

什么时候做下一次胃镜检查

凡是可疑食管、贲门、胃及十二指肠炎症、溃疡、肿瘤、异物及静脉曲张等病变，临床又不确诊者都可进行胃镜检查，进一步明确诊断。除了恶性消化道疾病患者，已确诊的良性疾病者，如溃疡、萎缩性胃炎、术后胃、胃及十二指肠息肉等患者需随访，胃镜复查。

究竟何时进行下一次胃镜检查呢？具体而言，下一次胃镜随访时间将由您接受内镜检查的原因决定。例如，对于胃增生性息肉而言，无发育不良或癌前病变的增生性息肉患者，随访可根据合并慢性萎缩性胃炎的患癌风险及胃癌的危险因素来决定。对于前文提到的胃癌高危患者，我们建议定期（1～2年）行内镜检查。而对于生长在胃底腺的息肉，则是另一种随访策略——对于没有异型增生的散胃底腺息肉，由于进展为胃癌是罕见的，因此不推荐常规的内镜检查。对于已确诊为家族性息肉病综合征的患者，则建议对上消化道肿瘤转移灶的息肉进行胃镜监测。此外，关于胃腺瘤患者的胃镜随诊，我们推荐在腺瘤息肉切除1年后进行胃镜检查，以评估先前切除部位是否有复发、新发或以前未切除的息肉、确认根除幽门螺杆菌和（或）发现早期癌。胃神经内分泌肿瘤（类癌）：对1型和2型直径< 2 cm的胃神经内分泌肿瘤治疗后，我们推荐每6～12个月进行一次胃镜检查，持续3年，此后每年进行1次胃镜检查。对于恶性病变，目前我们推荐胃癌术后，如无不适症状，通常在术后每年进行1次胃镜检查。

53

哪些胃癌可以不开刀

早期胃癌可以不开刀，选择胃镜下介入治疗，用微创的手段达到治愈胃癌的效果。如果能够坚持定期体检，则有可能在胃镜筛查过程中，通过病理活检，发现尚处于早期的胃癌，这可以说是不幸中的万幸了。为什么这么说呢？因为胃癌的治疗，主要有胃镜下介入手术、外科手术、化疗、放射治疗、靶向治疗、对症支持治疗、中医中药治疗等。治疗方案的选择，应根据病变分期、患者自身情况进行综合分析，采取个体化综合治疗方案。随着消化内镜治疗技术的发展，治疗方法丰富多样，一些传统外科手术方案正逐步被取代。如果能够尽早发现胃癌，则有机会选择创伤相对小、恢复时间短的胃镜下介入治疗方法，达到同样治愈胃癌的效果。

那么，什么样的胃癌才算早期胃癌呢？通常说的早期胃癌包括如下特征：①黏膜内癌，或浸润深度< 500 μm 的黏膜下癌；②组织学

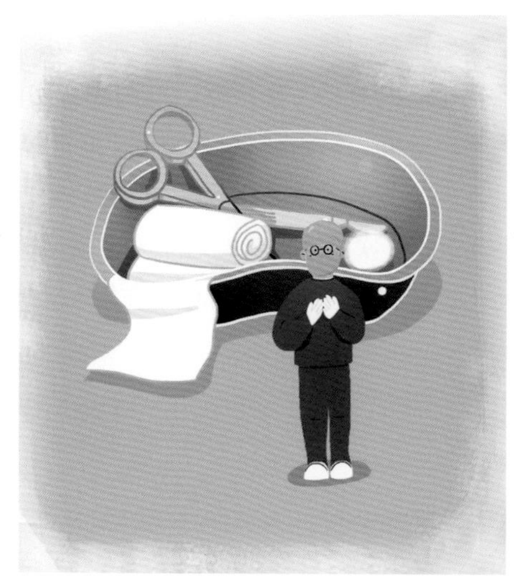

高分化；③不伴淋巴结转移。具体是否可以采用胃镜下介入疗法，需要消化内科专科医生，通过病理报告、超声胃镜、 CT 检查等手段，结合患者自身情况进行综合判断。

早期胃癌的内镜下治疗方法包括：①内镜下黏膜切除术（EMR）： 包括双管道内镜法、透明帽法即帽吸引式 EMR 法（EMR-C）、结扎式 EMR 法（EMR-L）；②内镜下黏膜下剥离术（ESD）：内镜下黏膜下剥离术（ESD）技术难度较高，目前尚未广泛开展，但可完整切除病变，有助于手术后进行病理评估，对后续治疗方案的确定有很大帮助。

此外，晚期胃癌患者因一般情况差及已经发生转移等原因，也不适合外科手术治疗，多采用化疗、放射治疗、靶向治疗、对症支持治疗、中医中药等治疗方式，已期达到减少患者痛苦、延长患者生命的目的。

内镜下黏膜切除术（EMR）

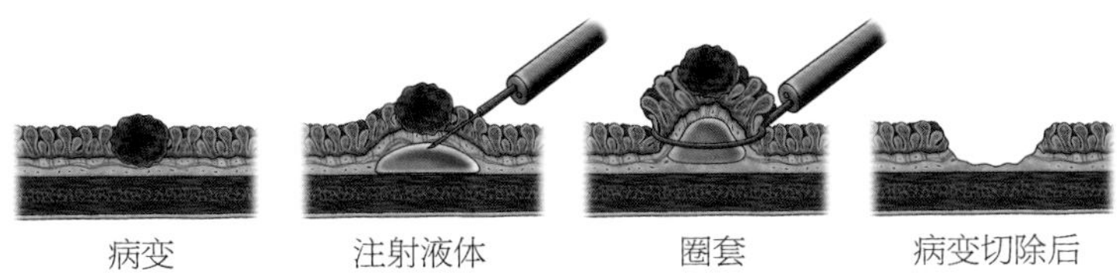

内镜黏膜下剥离术（ESD）

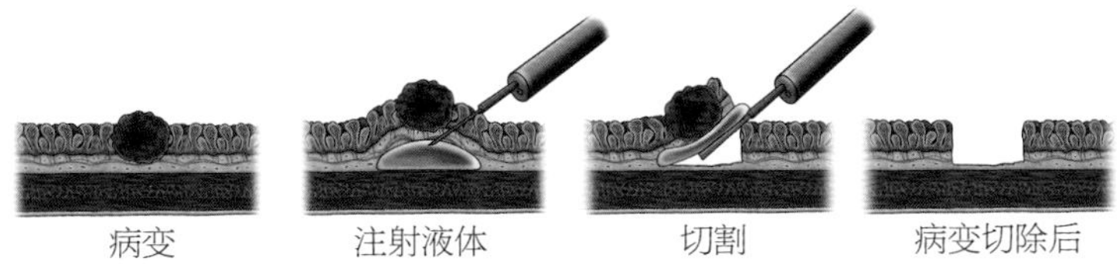

54

胃早癌内镜治疗和外科手术治疗效果一样吗，胃早癌内镜治疗有哪些优缺点

研究表明，对于早期胃癌，内镜下黏膜切除术与外科手术治疗术后 5 年生存率无明显差别，早期胃癌已经可以通过内镜治疗手段达到外科根治手术一样的效果。内镜治疗尤其适用于患者高龄不愿进行外科手术以及患有严重疾病不能耐受外科手术的患者。早期胃癌，尤其是黏膜内癌，首选内镜下介入治疗，此类患者没有必要行标准的外科根治切除术治疗。

内镜治疗相比较外科手术治疗存在如下优点：①创伤较小：因为没有皮肤创口，患者术后疼痛感觉不强烈，创口感染发生率比外科手术小很多；②术后恢复时间短：一般来说，术后 2 ~ 3 天即可下床活动；③保留完整胃结构：避免出现术后持续腹痛、消化不良、体重减轻、倾倒综合征等外科手术导致的远期并发症，患者生活质量明显提高。

内镜治疗同样存在一定的局限性：①病变残留及复发：因内镜下局部切除病灶，且不进行淋巴结清扫，所以可能导致病变的残留及复发，这可通过术后定期复查来追踪；②难以判断是否发生淋巴结转移：一般来说，局限于黏膜层的癌组织不会发生淋巴结转移，分化较好的、局限于黏膜下层上 1/3 的癌变，也较少发生淋巴结转移。手术医生可通过术后病理判断病变深度及分化程度，结合超声胃镜和上腹部 CT 综合判断是否存在淋巴结转移。

胃癌检查方法与筛查

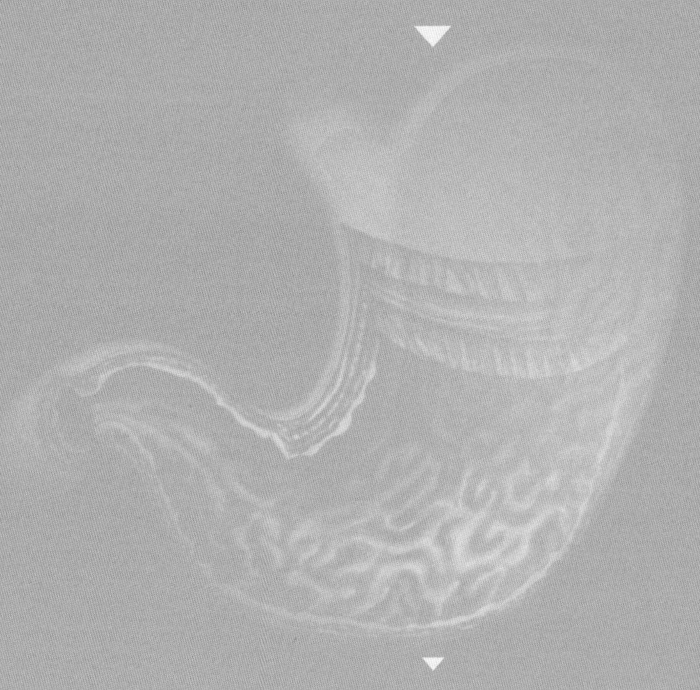

如何早期发现胃癌

癌症发现越早，治疗越为有效。研究表明，如能及早发现并充分治疗，可大大改善患者预后。那么，对于普通大众，怎样才能做到癌症的早发现呢？目前发现早期胃癌的一种非常重要且必要的手段是胃镜检查，该方式结合胃镜下活检是目前诊断胃癌的金标准。胃镜检查可直观、准确地发现微小胃黏膜病灶，广泛用于人群体检和疾病筛查，有利于提高我国早期胃癌的诊断率。

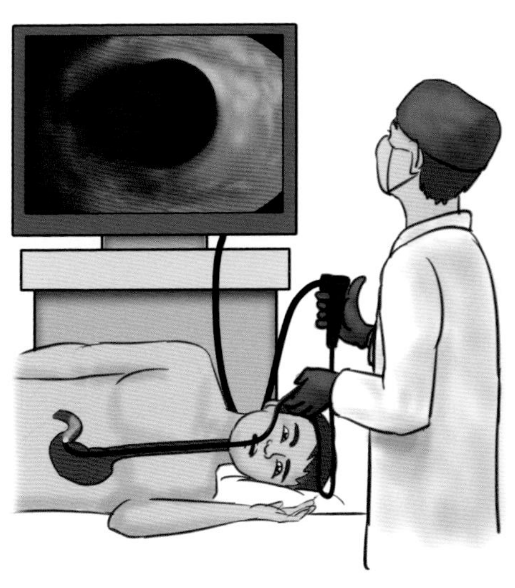

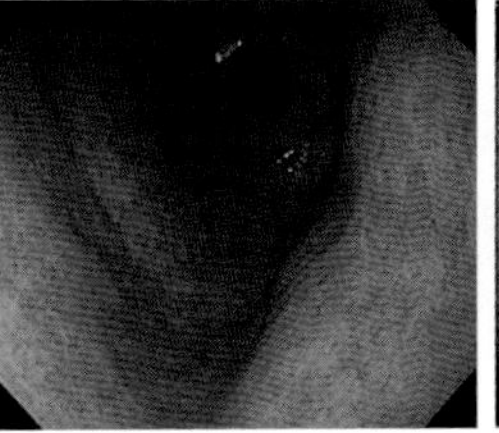

正常胃

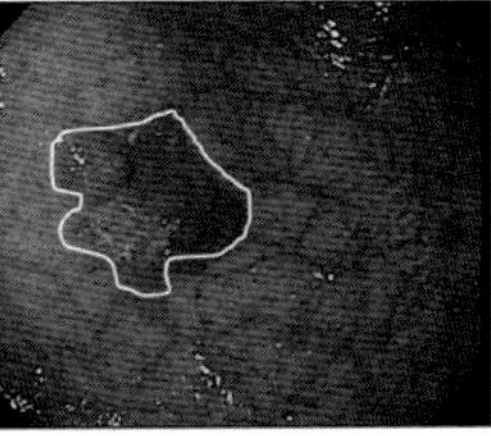

早期胃癌

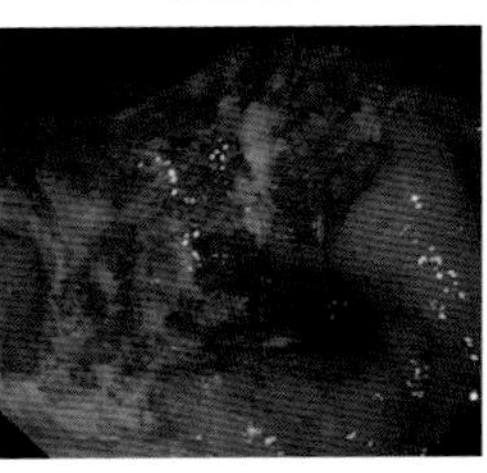

晚期胃癌

考虑到胃镜检查费用相对较高、患者具有一定痛苦，因此，目前在我国尚未广泛应用。根据我国国情，国内指南推荐先采用非侵入性的诊断方法（血清学检验）筛选出胃癌高风险人群，然后再进行有目的的胃镜精查。所谓胃镜精查，就是在清洁的胃内以及准确和良好的胃镜操作基础上，利用染色和放大等内镜辅助技术进行观察，并针对局灶病变进行活检病理检查。

高质量的胃镜精查是发现早期胃癌的最后一步，也是最重要的一步。多种因素可能影响胃镜检查的质量，比如检查前准备情况（去除胃内黏液、气泡、残渣）、内镜医师的经验、检查时间长短、内镜设施、患者的配合度等，因此，规范的内镜检查程序对于早期发现胃癌至关重要。

日本是如何做胃癌筛查的

我国人口基数大，胃癌早期诊断率较低（15% 左右），很大一部分原因是缺少胃癌广泛筛查项目。日本自 1960 年起应用 X 线钡餐检查，在社区进行胃癌大规模筛查，得到了政府和群众的大力支持，显著降低了胃癌的发生率和死亡率。随着内镜技术的快速发展，内镜检查已基本取代 X 线钡餐检查，成为最常用的胃癌检查手段。日本每年共有 1 500 万人进行胃镜检查，也就相当于有 12.5% 的人能够对自己的胃进行筛查。为何日本有如此多的人愿意接受胃镜检查，一部分原因是无痛内镜检查和治疗的应用十分普遍，约 2/3 的内镜操作使用镇静剂。目前日本在胃癌早期筛查方面达到世界领先地位，胃癌早期诊断率可以到达 60% 以上，而 95% 以上的早期胃癌患者可以实现根治，极大提高了患者的生活质量和寿命。2015 年，日本修改了胃癌筛查指南，将内镜筛查作为胃癌筛查的优选方法，未来可能替代常规上消化道造影检查。一项研究显示，接受胃镜筛查人群的胃癌死亡率较

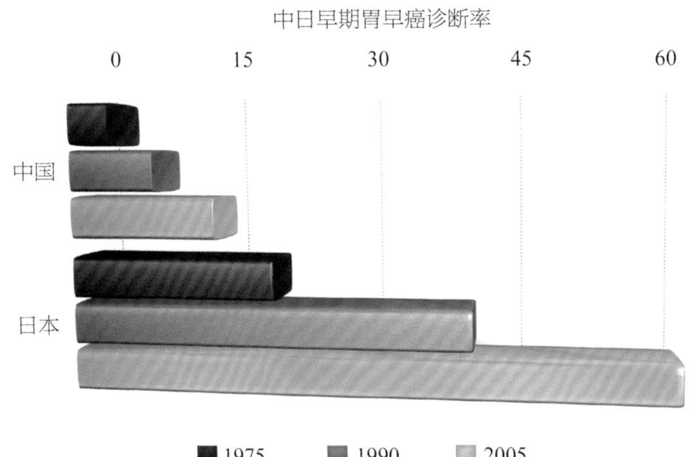

未筛查人群下降30%。日本攻克胃癌成功的秘诀就是尽力做到全民筛查。与日本相比，我国的早期胃癌筛查工作存在较大差距，这方面的工作任重道远。

57

多大年龄开始做胃癌筛查

胃癌高危因素中，临床上最为重要且易判定的因素是年龄。胃癌的发病率随年龄增长而升高，40 岁以下人群发病率较低。我国人群在 40 岁后发病率明显上升，达到峰值后逐渐缓慢下降，30 岁以下发病较少见；30 岁前胃癌死亡病例更为少见。多数亚洲国家设定 40～45 岁作为胃癌筛查的起始临界年龄，胃癌高发地区如日本、韩国等将胃癌筛查人群年龄提前至 40 岁。我国 40 岁以上人群胃癌发生率显著上升，因此建议以 40 岁（男女不限）作为胃癌筛查的起始年龄。

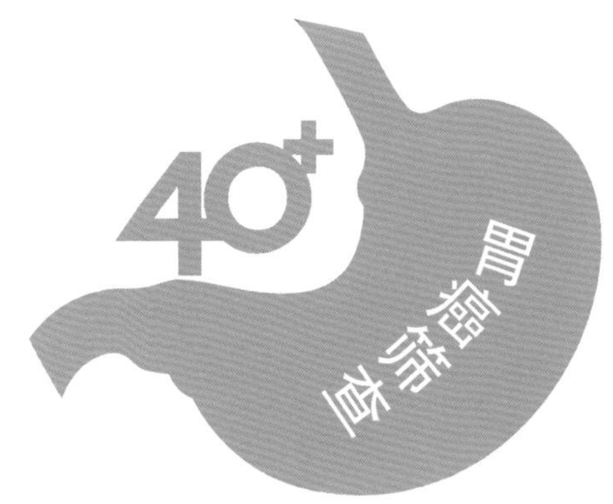

58

什么情况下需要做胃镜

随着生活压力的增大，同时加上不规律的饮食，导致越来越多的人患上胃病。有些症状的患者医生建议做胃镜检查，那么什么情况下需要做胃镜呢?

- 凡有上消化道症状，而经上消化道X线钡餐透视未见异常者。多种疾病可以引起上腹部不适，其中有轻有重，病情重时可能会威胁到病人的生命，而各种疾病的处置方法也不一样，所以首先要检查清楚是什么病。
- 凡有上消化道症状，疑是上消化道病变，临床上又不能确诊者。
- X线上消化道钡餐透视检查发现的病变难以定性者，以及CT或B超疑有上消化道病变而未能确诊者。
- 原因不明的上消化道出血者。
- 咽下困难、吞咽疼痛和胸骨后烧灼感，疑有“食管性胸痛”者。这种症状提示胃液反流进入食管，并且刺激和损伤食管，这种情况做胃镜检查可辨清病变程度和范围，以便及时治疗。

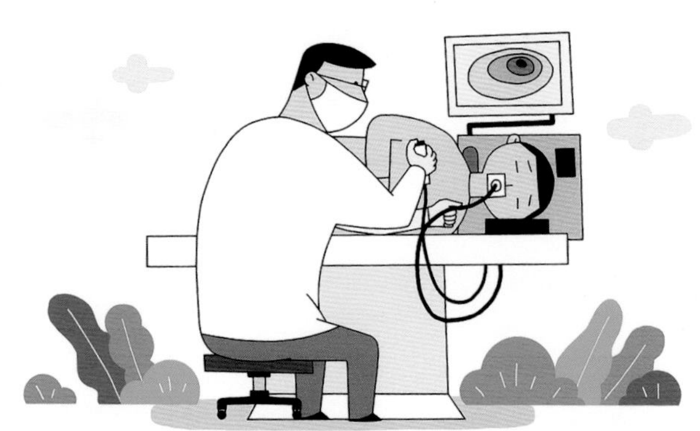

- 已确定的上消化道病变者，需随访复查者。
- 已确诊为各类胃及十二指肠球部疾病经药物治疗后，需观察疗效和随访者。
- 对胃、食管肿瘤术后监控。
- 需内镜进行治疗者。
- 有上消化道异物者，如扣子、别针、硬币等异物吞进胃部，可通过胃镜检查及时处理。
- 上消化道手术后有无法解释的症状等。患者发现症状，可经胃镜发现病变并随访，以往做过胃部手术的人，需定时检查胃镜。

但很多消化疾病没有任何症状，那么哪些人应主动去做胃镜检查呢？目前比较普遍的认识是以下几项因素。

- 年龄 40 岁以上，即使没有任何症状，也建议每 2 年做 1 次胃镜。因为消化道系统肿瘤的发病率随年龄的增长而增长。
- 家族中有胃癌或其他消化道肿瘤的患者。
- 既往有胃病史，特别是慢性胃溃疡、胃息肉、萎缩性胃炎、胃切除术 10 年以上。
- 有不明原因呕血样咖啡色样物或柏油样粪便，体重下降。
- 原来反酸胃灼热感，现在症状突然消失。
- 出生在胃癌高发区，或曾在高发区长期生活过。
- 本人患过其他肿瘤。

到目前为止胃镜检查仍然是发现或排除上消化道疾病的最好方法，通过内镜检查，医生会对食管、胃和十二指肠上段做全面而详细的检查，因此胃镜检查有很宽的适用范围，凡有上消化道症状的患者，只要没有检查禁忌证，都可以进行胃镜检查，及时明确病因，以免延误病情。

59

胃镜检查前要注意些什么

胃镜检查虽然有安全、易操作、适用性强等优点，但其安全与否和估评正确与否却需患者密切配合。

在检查前，患者尽量放松心情，避免过分紧张。有的患者听说胃镜痛苦很大，对检查抱有抵触畏惧心理；也有的患者担心那么长的胃镜插入消化道会不会损伤身体。但实际上胃镜是个软性管，可以随腔道而弯曲前进，很少会损伤黏膜。整个胃镜检查过程并非十分难受，诊断操作者只要患者很好地配合，尽量放松，除了有些恶心外，对健康无害。

除了做好心理准备，在检查前也要做好胃清洁准备。胃镜检查主要观察消化道表面黏膜情况，任何黏附在胃黏膜上的物质都会影响胃镜的观察。为保证胃镜检查视野清晰，应在胃镜检查前两天开始适当减食，并停止一切口服药。在检查前一天禁止喝牛奶，最好选择软质流食。检查前一晚饭吃少渣易消化食物，晚 8 时以后及检查当日清晨禁食、禁水和一切药物，同时需禁烟。禁食禁水十分必要，因为患者即使饮少量水，也可使胃黏膜颜色发生变化。如显著萎缩性胃炎的本色改变，在饮水后胃黏膜可变为红色，使诊断出现错误；如下午做胃镜，可让当天早 8 点前喝些糖水，但不能吃其他东西。

对于个别有胃排空延迟的患者，禁食时间应适当延长。有食管或幽门梗阻的患者要禁食 2～3 天，检查前 1 晚需洗胃，彻底清洗出胃内容物，直到冲洗回流液清晰为止。不能在检查当日洗胃，因为洗胃后将导致胃黏膜颜色变化，影响诊断。需要注意的是，某些检查会干扰胃镜的结果，如果患者已经做过了钡餐检查的话，由于钡餐不被吸收但是比较容易会附着在患者的胃黏膜上，特别是胃溃疡患者，这个时候胃镜观察就比较困难，所以要在钡餐检查完后的 3 天再做胃镜检查。

以往有患者在胃镜检查过程中把假牙咽进胃中，因此检查前应把可活动的、单个假牙取出。但整口或整排的假牙比较牢靠、不易咽入，且还依靠它咬住牙垫，所以不用取出。

为了使胃镜能顺利地通过咽部，做胃镜检查前一般要用咽部麻醉药，麻醉时患者要按医生的要求进行配合。采取局部麻醉，只限于咽喉及食管上端。患者用药前向医生讲明药物过敏史，即过去对什么药物过敏。局部麻醉是将 2% 地卡因或 2% 赛罗卡因喷雾，病人张口发“啊”声，这时软腭和舌腭弓上移，舌根下移，使舌后、咽喉、软腭喷了药，先后 3 次。每次喷后，病人将剩在口腔的药咽下，以麻醉咽下部。也有采用糊剂，含在口内仰头使药物在咽喉部停留自然流入食管，起局部麻醉作用。

60

胃镜检查是怎么做的

胃镜检查要把一根直径约 1 cm 的纤维管从口腔，经咽、喉，送入食管、胃、十二指肠上段，胃镜前端的摄像头会将上消化道的内部结构和形态，清晰地传送到高清显示屏上，通过放大的影像，能够清楚地分辨各种病变。

检查前会向被检者咽部表面喷洒麻醉药物，通过麻醉可以使咽部黏膜的敏感性下降，减轻检查中的不适感，减轻因镜身的刺激而引起的恶心和呕吐。在进入检查室后，医生会嘱咐被检者松开领口和腰带，这样有利于咽部、上消化道充分放松。取左侧卧位，头枕于枕头上略向后仰，使咽喉与食管呈一条直线；双下肢半屈，放松腹肌，躯干和双上肢自然放松。接下来被检者用牙齿轻轻咬住牙垫的沟，检查中应避免脱开牙垫，否则易咬伤镜身。检查中除必要时不要做吞咽动作，让口水自然流入被检者嘴边的弯盘内。当镜身从口腔插入口咽部

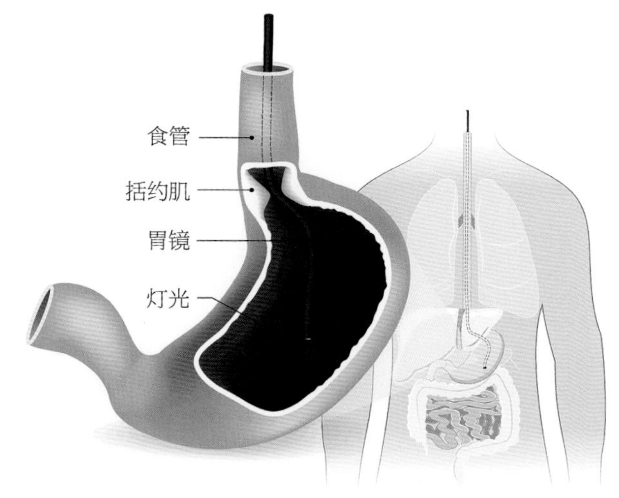

时，被检者需要放松舌根，使镜身头端到达会厌后方、食管入口处，此时听从医生嘱咐进行：有的医生会提醒被检者做一个吞咽动作打开食管入口，也有的医生依靠镜身打气或食管入口自然张开后插管。进入食管后，被检者无须吞咽，因为吞咽对于进镜没有辅助作用，也不要用咽后壁夹住镜身，否则进镜会擦伤咽后壁黏膜。

为了对上消化道管腔黏膜进行详细的观察，检查过程中会不断充气以充分展开本来皱缩在一起的黏膜。注气后胃腔膨胀，被检者会有腹胀的感觉。检查完毕后因麻醉药作用尚未消失，过早吃东西会导致食物进入气管，所以检查后 2 小时待咽部麻醉药物作用消失后再试吃流质食物。在检查结束后 1 ~ 4 天，被检者可能感到咽部不适或疼痛，但无碍于饮食。做胃镜检查最好有家属陪同，检查结束后护送回家。

61

胃镜检查后要注意什么

◎ 检查后不适的处理：检查后肚子胀、嗓子疼不用惊慌。检查后肚子胀可能是由于胃镜检查时注入一些空气，虽然退出胃镜时会吸掉胃内空气，但因有不少空气进入小肠内，检查结束后会有腹胀感，嗳气很多。这时候无需卧床休息，可以适度活动一下，通过打嗝和肛门排气使腹胀缓解。

检查后感到嗓子疼痛较为常见，一些人可能会出现咽部异物感和唾液中少量带血，此时无需惊慌失措，这是进镜和检查过程中镜身摩擦咽部黏膜引起的。此时切记不要刻意呕、咳导致出血加重，可通过喝清水、口含草珊瑚含片等，症状可在 1～4 天减轻或消失。通常咽部黏膜的损伤无碍于正常饮食，可照常工作，但需要避免饮酒及其他刺激性饮料和食物，以免延长咽部黏膜损伤修复时间。

◎ 检查后饮食：常规胃镜检查结束后只要吞咽功能恢复，即可少

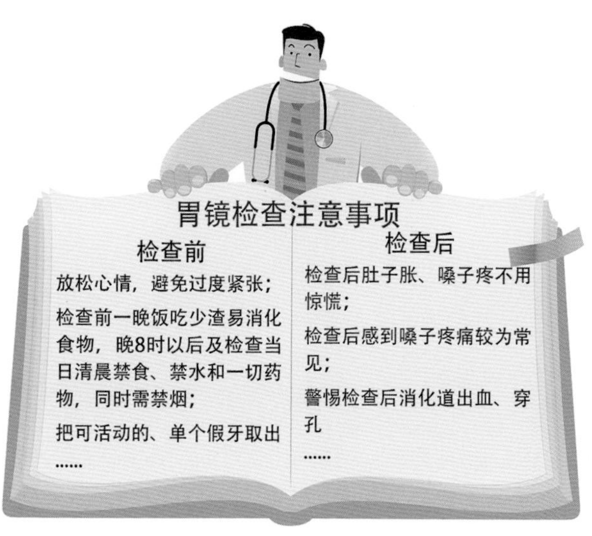

量饮水， 1~2小时后可正常进食温软食物。但是对于做了活检的患者，检查后1~2天内，应进食半流质饮食，忌食生、冷、硬和有刺激性的食物，不要吸烟、饮酒、喝浓茶和浓咖啡，以免诱发活检处创面出血。

检查后可能出现的并发症：胃镜检查后如有持续的剧烈腹痛应警惕消化道穿孔可能，应停止饮水和进食，尽快到医院急诊就医，以免贻误病情危及生命。胃镜检查做活检的病人，需要严格按照要求进行饮食，并在1周内注意有否呕血、黑便（呈柏油或沥青样）和便血，这是消化道出血现象，需要马上就医并进行治疗，避免严重大量出血。

62

胃镜检查安全吗

胃镜检查是一种侵入性的检查方法，总的来说，胃镜检查的安全性是很高的。检查时内镜头端依次通过口腔、咽部、食管、胃，到达十二指肠上段，为了全面仔细观察食管、胃壁及部分十二指肠，需要反复注入空气、抽拉及旋转内镜及反转镜身观察（将镜身前端反折180°由脚端向头端观察胃黏膜），检查有一定的风险，可能遇到的并发症包括下颌关节脱位、咽喉部损伤、喉头痉挛、误吸及吸入性肺炎、贲门黏膜撕裂及其他上消化道黏膜损伤，罕见有胃食管及十二指肠穿孔和大量出血、心脏意外事件等。

下颌关节脱位通常是因为胃镜检查时张口过大或张口时间过长导致，出现张口不能闭合、流口水、说话不清，通过手法复位可将脱位关节恢复。咽喉部严重损伤较为少见，通常是进镜时患者过于紧张导致咽喉紧闭、操作者盲目暴力插镜导致，出现局部血肿、出血甚至脓肿形成；较常见的咽部损伤为胃镜镜身摩擦导致的黏膜轻微伤，出现咽部疼痛、异物感和唾液中少量血丝，只要清淡饮食很快可以自愈。

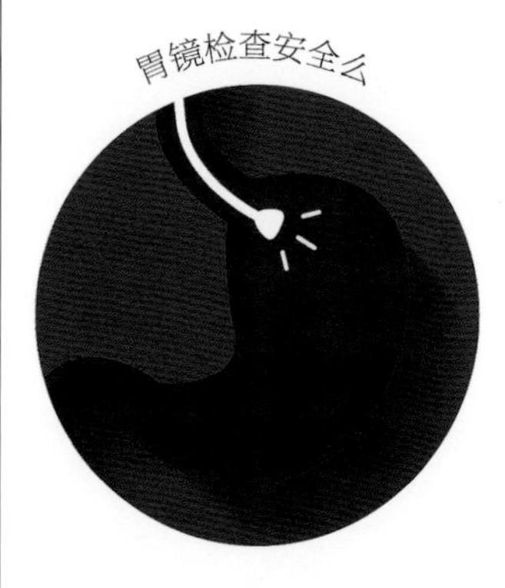

胃镜插入方向错误或进镜时患者咳嗽，导致胃镜误入气道，诱发喉头或气管痉挛，导致剧烈的呛咳、喘憋甚至窒息。胃镜检查时医生会反复告诉患者尽量避免吞咽动作，咽下的唾液容易进入气道诱发呛咳。另外，检查诱发的呕吐可导致胃内液体反流进入咽部并误入气道，导致气道误吸胃液甚至胃内潴留的食物，这可能导致吸入性肺炎的发生。因此，胃镜检查前禁食、禁水 4 ~ 6 小时非常重要。

贲门黏膜撕裂通常是由于胃镜检查诱发剧烈呕吐、胃内压骤然上升导致胃食管交界处黏膜撕裂，通常会伴有出血，需要抑酸药物和黏膜保护剂的治疗或内镜下治疗。其他出现的检查相关出血通常和活检有关，退出内镜前应观察确保创面没有持续出血。消化道穿孔十分罕见，因医师技术不熟练或操作粗暴偶可见梨状窝、食管下段及十二指肠穿孔。

胃镜检查对于有心脏病者可能诱发心绞痛及心律失常等，有相关病史者需要在检查前向医师说明，检查中一旦出现不适需要及时示意操作医师中断检查。

胃镜检查有一定的风险，但只要把握好检查的适应证和禁忌证，加上患者积极配合，医师轻柔规范操作，该检查是安全的。

63

清醒状态下做胃镜是一种怎样的体验

清醒状态下的胃镜总体上来说会带来不适感，这种不适感有别于疼痛，主要是镜身在消化道内活动造成的异物感和牵拉导致的，患者能接受清醒状态下检查并积极配合能有效降低这种不适感。

进行清醒状态下胃镜检查前可先大致了解胃镜检查过程中的路径：口腔—咽部—食管—贲门—胃腔—幽门—十二指肠球部—十二指肠降部—退镜—胃窦，反转镜身观察胃角、胃体、胃底、贲门，取消反转镜身—胃体—贲门—食管—口腔。

首先需要克服的是咽喉反射。人的咽喉反射非常敏感，当胃镜进入口腔到达咽喉部时，会刺激咽喉导致恶心、呕吐，严重时可以导致喉痉挛而窒息，通常男性和抽烟、饮酒会导致咽喉敏感。因此，在清醒胃镜检查前会给与表麻药喷于舌根和咽后壁来抑制咽喉反射。当内镜到达此处时，患者应尽量保持咽部的放松状态，也可听医生指挥进行吞咽，帮助胃镜镜身顺利进入食管。

胃镜通过咽部进入食管后不适感会明显减轻，但因检查全程镜身一直卡在咽喉部并在前进后退，可能会反复诱发恶心，这时通过鼻腔深吸气和嘴深呼气可以有效抵抗不适感和恶心。一旦内镜进入食管需停止吞咽，因为此后的吞咽将导致口水进入气管而呛咳，咽下的口水进入胃内也会影响观察胃壁。

胃镜检查需要经过三道门，分别是咽部-食管交界、食管-胃交界（贲门）和胃-十二指肠交界（幽门）。自然状态下，这3处仅在食物通过时会主动“开门”，胃镜通过时需外力将门打开，患者会有明显感觉，感知检查的内镜到了哪一个部位。

胃镜从十二指肠球部进入降段时不适感十分强烈，此处弯曲角度较大、空间较小，操作者熟练、轻柔的手法和快速完成观察可减轻不适感。

胃镜到达十二指肠降部后开始退镜观察，相较于进镜时不适感明显减轻，但在胃窦部反转内镜观察（将镜身前端反折 180°由脚端向头端观察胃黏膜）时需向胃腔大量注入气体，不适感也会十分强烈。

因此，对清醒状态下胃镜检查十分恐惧的人如有条件建议改行麻醉状态下胃镜检查。对于不适合做麻醉胃镜检查的患者来说，清醒状态下的胃镜检查是可以接受的，但需要有充分的准备和良好的配合，检查中不能耐受时可以示意医生中断检查。

64

无痛胃镜还有感觉吗

许多病患在接受检查时都因为胃镜检查过程中时常出现的恶心、呕吐等不适体验对胃镜检查望而却步，从而选择无痛胃镜，那么无痛胃镜究竟有没有感觉呢？无痛胃镜是指在静脉麻醉下的胃镜检查术。由于胃镜是从咽喉部插入食管，故在不麻醉的情况下（俗称普通胃镜），被检查者可能因咽反射刺激频繁呕吐，这不但影响医生观察胃内情况，甚至会导致贲门撕裂、呕血等严重并发症。同时因镜身接触胃壁、注气扩张导致胃痉挛，产生胃内“翻江倒海”的感觉。另外，少数患者因难以掌握呼吸节奏发生喘憋，甚至因腔镜深入体内感到恐惧，而做出拔镜、抵抗、自行改变体位等危险动作。在发现病变，需要进一步观察或者活检的情况下，操作时间延长，更加增加患者痛苦。

随着科技进步和时代发展，上述这些“不良体验”都可以用现代麻醉方法避免。静脉麻醉就和平时从手上静脉推入药物无异，只不过

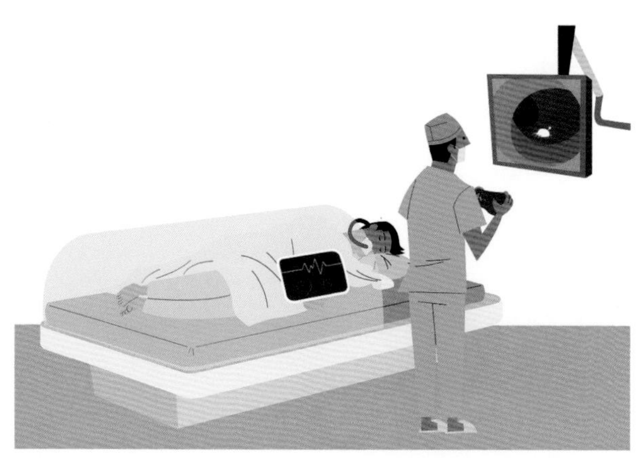

推入的是令人“睡着”的药品。麻醉后迅速起效，医生就像完成普通胃镜一样完成检查。虽咽反射仍然存在，但基本不发生或很少发生恶心动作及呕吐，被检查者感觉不到内心恐惧及检查痛苦，可以完全配合医生观察操作。不少患者被唤醒后，还称从来没睡得这么香过、做了个好梦呢！

65

麻醉会让人变傻吗

静脉麻醉是药物经静脉血管注入，通过血液循环作用于中枢神经系统而产生全身麻醉的方法。静脉麻醉包含多种药物，可以同时发挥各个药物的特点，以达到麻醉平稳、起效快、安全性高、代谢快、对生理扰乱少、副作用少、苏醒快，可用于不做气管插管的短小手术或检查操作。经过数十年的发展，无痛胃镜技术已经非常成熟。麻醉后对肢体平衡能力，反应能力可能有暂时性的影响，经过当日短暂休息（10～30 分钟）就可恢复。但为安全起见，我们一般要求麻醉后需要有家属陪同，并且当日不宜进行驾驶、 精密仪器操作、高强度运动等。麻醉对人体长期影响可能性极低，全世界已经有大量数据和文献证明，现代麻药不会让人反应迟钝，也不会影响记忆力。在麻醉医生充分的检查前评估及合理应用麻醉药品的情况下，静脉麻醉对身体非但不存在伤害，反而为患者提供多一种选择可能，是一种积极的检查方法。既能保障被检查者的舒适度，又可以消除对胃镜的恐惧感，并为医生提供良好的观察视野，但建议短期不要多次进行麻醉下内镜诊疗。

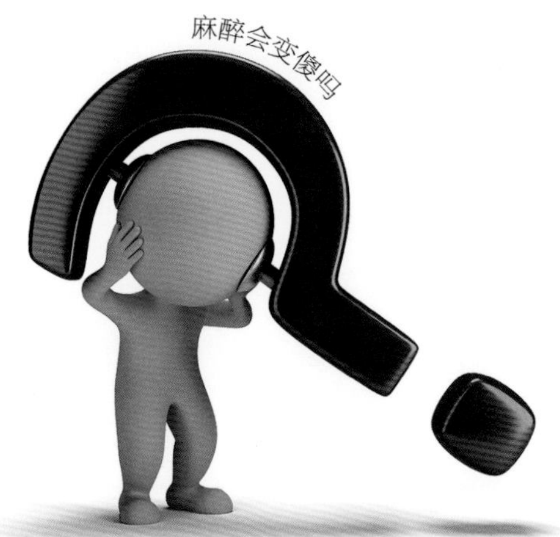

66

哪些人不能做无痛胃镜

说了静脉麻醉的那么多好处，是否人人都能做无痛胃镜呢？这就需要内镜医生和麻醉医生共同严格把握适应证和禁忌证了。

首先，普通胃镜检查的禁忌证，通常也为无痛胃镜的禁忌证，如患有严重的心肺疾病、主动脉瘤、休克或本身处于危重状态者；急性重症咽喉部疾病，内镜不能插入者；精神性疾病不能配合胃镜检查；严重的颈胸和脊柱畸形不能配合侧卧体位；上消化道急性穿孔期、孕妇及哺乳期妇女等。

其次，有麻醉药物过敏史，特别是有镇静药物过敏史的患者不能做无痛胃镜，重者可致过敏性休克等危及生命的情况发生。

另外，麻醉药物一定程度上会产生呼吸抑制和循环抑制的作用，故有严重的心脏、肺部疾病，如急性心肌梗死、心律失常、严重高血压不能控制、重症肺炎、近期心肺大手术后为检查的禁忌证。容易引起窒息的疾病，如支气管炎致多痰者、严重鼾症（打呼噜）及过度肥胖者（短颈）也不能进行静脉麻醉。消化道出血（呕血、大便黑）严重，失血过多，严重贫血影响携氧能力的，胃潴留者、急性上消化道大出血致胃内潴留较多的血液易发生麻醉后误吸、呛咳者，虽然有检查的必要，但却不能进行麻醉，应当在生命体征及病情稳定后选择普通胃镜下检查。心肺功能不佳、凝血功能不佳、肝功能损害、相对低血压的病人也要权衡利弊再作决定。因此，在做无痛胃镜前，患者要将自己的目前的健康状况或原有的病史提供给医生，并配合医生做好心电图等常规检查。

67

不能耐受胃镜，有替代的检查方法吗

如果患者既不能耐受普通胃镜，又为麻醉禁忌证做不了无痛胃镜，是不是就无法对胃进行全面检查了呢？答案是否定的，患者可根据及医生判断、自身病情、个人意愿选择其他替代检查，如磁控胶囊胃镜、上消化道钡餐、上消化道碘水造影、上腹部 CT 等检查方法。下面我们来一一阐述各项检查的优劣性。

（1）胶囊胃镜

胶囊胃镜指“磁控胶囊胃镜”，由海军军医大学附属长海医院李兆申领衔研发，于 2005 年问世， 2013 年进入市场， 2018 年在习主席考察时得到了充分的肯定。它只需患者随水吞下一粒胶囊内镜，经过 15 分钟左右便可完成胃部检查。通过这个系统，医生可以通过软件实时精确操控体外磁场来控制胶囊机器人在胃内的运动，改变胶囊姿态，按照需要的角度对病灶重点拍摄照片，从而达到全面观察胃黏膜并做出诊断的目的。在这个过程中，图像被无线传输至便携记录器，数据导出后，还可继续回放以提高诊断的准确率。这款机器人具有无痛、无创、无死角、无交叉感染等特点，精准操控。约一天后，胶囊机器人可随粪便排出体外。缺点是价格昂贵，不能对病变组织取样活检。

（2）上消化道钡餐

钡餐造影即消化道钡剂造影，是指口服摄入硫酸钡造影剂后，在 X 线照射下显示消化道有无病变的一种检查方法，可对整个消化道，尤其是上消化道进行清晰显像的放射学检查。严重心肺疾病及危重病人，以及食管、胃肠道穿孔或食管气管瘘、食管纵隔瘘、严重的吞咽困难、消化道出血及肠梗阻为检查的禁忌证。因为硫酸钡不溶于水和脂质，所以不会被胃肠道黏膜吸收，因此对人基本无毒性。但是吞钡检查不如胃镜能直观地看到胃黏膜，它能通过观察消化道的轮廓诊断食管裂孔疝、贲门失弛缓症、进展期胃癌、胃溃疡、消化道畸形等疾病，但可能遗漏微小的病灶如早癌、慢性胃炎，并且同样对病变部位无法取材活检。其次检查时间较长，需要患者配合吞钡并频繁改变体位。最后检查完毕后需要大量饮水，尽快排出钡餐。并且为避免影响诊断， 3 日内不宜再做 CT 检查，故可能影响后续诊疗。

(3) 上消化道碘水造影

碘水造影与上述的钡餐造影有相同点，也有不同点。相同点是：①同样利用造影剂增加胃肠道管腔和管壁的对比，更好地显示病变。②都需要通过 X 线下的征象判断疾病，而不能直接看到黏膜形态，都不能对病变部位取活检。不同点是：①碘水造影选用的是复方泛影葡胺注射液，即平时我们常说的“增强 CT”所用的造影剂，它对人体安全无害，但碘过敏及肾功能不全、甲亢者不宜选用。②钡剂黏附性比较好，可较好地展示黏膜像。而碘水为水溶性造影剂，黏膜黏附很少，对溃疡等病变的显示不如钡餐。③但对于需要观察消化道是否通畅，狭窄、梗阻的程度，碘水造影则非常有优势。钡剂秘结成块可能加重梗阻，而碘水即使不能通过梗阻也可以通过胃管很容易的吸引出来。另外，如果需要进一步行胃镜检查，钡餐造影的影响比较大，而碘水造影几乎就没有影响。

(4) 上腹部 CT

腹部 CT 为腹部某一横断图像，须根据各脏器的解剖部位进行扫描。上腹部 CT 可显示胃部轮廓、大小、密度和内部结构。同时可显示周围脏器如肝脏、胆囊、胰腺、脾脏、腹部血管等是否正常，可谓一举多得。但是该检查无法对胃黏膜进行直视，受胃部充盈状态、胃蠕动影响较大，可能遗漏早期及微小的病灶；对病变部位无法取材活检；同时具有一定的辐射量。检查时需听从技术人员的指导，配合体位保持不动及屏气动作，对老年人要求较高。需要增强扫描的患者，还需要注射造影剂，有药物过敏史、心肝肾功能不全病史者则不能进行 CT 检查。

什么是胶囊胃镜

提起胃镜检查，很多人脑中浮现的场景就是口水横流、恶心、呕吐，虽然无痛胃镜大大改进了检查的舒适感，但麻醉带来的不良反应也会成为一大考量。您是否想过，有一天，只需吞一颗小小的胶囊，就能对清楚地观察整个胃内黏膜的情况？无创无痛检查胃部的时代已经到来。那么，究竟什么是胶囊胃镜呢？

顾名思义，胶囊内镜即外表类似于胶囊的内镜检查系统，胶囊包含了一个微型彩色照相机、电池、光源、影像捕捉系统及发射器等。其工作原理为患者通过口服胶囊，借助消化道蠕动使之在消化道内运动并进行图像拍摄，医师利用体外的图像记录仪和影像工作站，了解受检者的整个消化道情况，从而做出诊断。这也是最早在 2000 年由以色列科学家研究发明，经过 20 年发展，成为小肠疾病一线诊断方式的胶囊内镜的工作原理。但是，由于胃腔空间结构的特殊性，要想进行清楚的观察，必须对胃进行有效的充盈并实现对胶囊内镜的主动控制，磁控胶囊胃镜便应运而生。

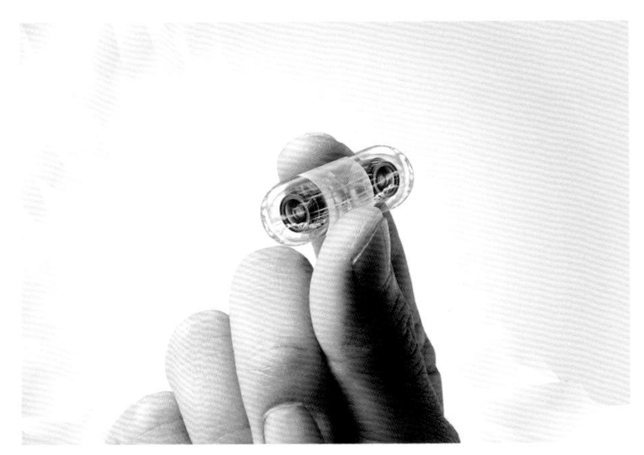

我国率先研制出全球首台利用机械臂精准多维旋转移动、自适应匹配实现精准磁控的胶囊胃镜系统。检查前，患者只需要喝 1 000 ml 左右的清水充分充盈胃部；检查过程中，操作者通过对胶囊体外的精确磁控，实现了磁控胶囊胃镜三维直线方向的毫米级小步长平移，移动到胃三维空腔内的任何部位，同时还实现磁控胶囊胃镜小角度自如转动，方便对具体病变选择适宜角度进行观察，从而极大地增加了胃腔检查的完整度和观察病变的准确性。

69

胶囊胃镜可以替代常规胃镜吗

通过前面的介绍，我们已经了解了胶囊胃镜的基本工作原理和特征，胶囊胃镜无创无痛，诊断效果也得到了临床的证实，受到广大患者的青睐，您一定有这样的疑问，常规胃镜是否能被胶囊胃镜所取代？回答这一问题之前，让我们先来进一步了解下胶囊胃镜检查的适应证和禁忌证。

胶囊胃镜适用于怀疑胃部疾病患者，包括健康管理（体检）和胃癌初步筛查，尤其适用于下列病症：①需行胃镜检查，但不愿接受或不能耐受胃镜（包括无痛胃镜）检查者；②健康管理（体检）人群的胃部检查；③胃癌初筛；④检测药物（如抗血小板药物、非甾体类消炎药等）相关性胃肠道黏膜损伤；⑤部分胃部病变的复查或监测随访，如胃底静脉曲张、萎缩性胃炎、胃溃疡规范治疗后、胃息肉等；⑥胃部分切除及内镜下微创治疗术后的复查随访；⑦完成胃部检查后，尚可继续检查小肠。

与此同时，胶囊检查也存在禁忌证。包括绝对禁忌证：①无手术条件或拒绝接受任何腹部手术者（一旦胶囊滞留将无法通过手术取出）；②体内装有心脏起搏器，但除外起搏器为新型 MRI 兼容性产品的情况；③体内植入电子耳蜗、磁性金属药物灌注泵、神经刺激器等电子装置以及磁性金属异物；④妊娠期女性。相对禁忌证包括：①已知或怀疑胃肠道梗阻、狭窄及瘘管；②吞咽障碍者。此外，如发现病变，目前的胶囊胃镜是无法进行活检，需要再行电子胃镜通过活检对病变性质加以明确。所以，胶囊胃镜和常规电子胃镜各有千秋。

70

怎么看胃镜报告

当您拿到一份胃镜报告，最重要的肯定是要找专科医生进行进一步的临床解读，但随着胃镜检查的普及，学会初步看胃镜报告，对病情的了解及焦虑状态的缓解很有帮助，下面我们就开始简单了解胃镜报告的组成。

胃镜一般可检查食管、胃、十二指肠球部球后三段，再往下就要求助于小肠镜或胶囊内镜了，因此胃镜报告的部位主要是围绕这三部分进行描述的。胃镜报告的结构主要分为两部分，第一部分是对胃镜下所见进行描述，第二部分是根据胃镜下所见医生给出的诊断结果，以供临床医生参考。我们先根据检查部位来看看正常的结构应该是怎么样的。

首先是食管，黏膜正常应为淡粉红色、壁光滑、血管纹理清晰、最下端的齿状线呈规则的圆弧状或蝶型、锯齿型、半岛型等。贲门是食管进入胃的门户部位，可规律地开闭。胃底是胃的最上面部分，人体平卧位时胃液皆集中于此处称“黏液池”。接着是胃体部分，胃体分为上、中、下三部分及大弯侧、小弯侧、前壁及后壁四个方位，大弯侧可见正常的纵行脑回状黏膜皱襞，正常黏膜应为浅红或橘红色．黏膜光滑柔软，表面一层半明明黏液。胃体与胃窦相接处的一个切迹，胃壁皱褶月牙形，此处易发生溃疡样改变称胃角。最下面的一个部分，即胃窦，分为大弯侧、小弯侧、前壁及后壁等四个部位。胃腔通向十二指肠球部的门户，即幽门，正常为圆形、规律闭合地蠕动着。过了幽门，我们就能看到十二指肠的起始部位呈圆形。整个操作过程，医生会对各个部位进行细致的观察。

如果没有明显病变，一般描述为“未见明显异常”，如观察到异常，则会描述为“充血、水肿、溃疡、新生物”等。根据镜下表现，

胃镜报告诊疗单

姓 名:	性 别:男	年 龄:67岁	申请科室:消化科门诊
ID号:	住院号:	床 号:	病 区:

内镜所见：食管粘膜正常,未见糜烂及异常增生;贲门部后壁粘膜充血，血管纹理正常。——食管

胃——胃底正常,胃体部粘膜无异常隆起凹陷，胃角粘膜光滑无异常；胃窦部小弯、后壁粘膜有痘疮样隆起，痘疮顶端发红，共有2处，其余部位粘膜未见明显异常。

幽门、十二指肠——幽门圆，开放好；球腔无畸形，未见白苔及异常隆起。十二指肠降段乳头上前方有一向外的局限性凹陷，无嵴突样间隔，内腔粘膜有充血，大小约2.0×2.5cm。其内有食物残渣存留。

因口服阿司匹林，未予活检。

1 2 3 4 5 6

内镜诊断：贲门炎
慢性非萎缩性胃炎
十二指肠降段憩室

报告医师：

报告日期：2019-02-18

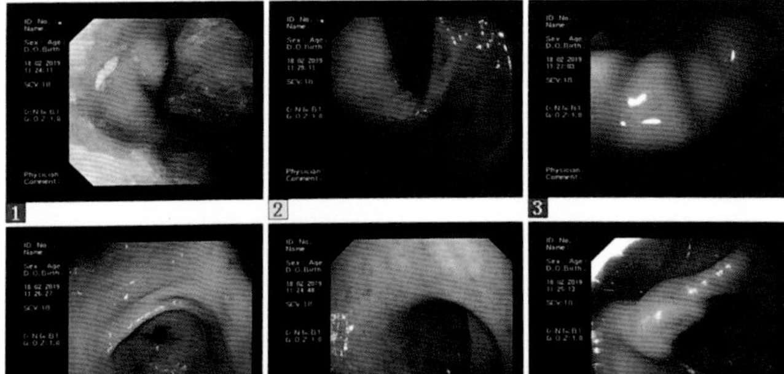

温馨提示：有活检的门诊患者请于两周后凭此单到门诊一楼报告查询中心领取**病理报告**

医生会对病变的情况进行大小、部位、质地等详细的描述，再给出诊断结果以供临床医生参考。在不能明确性质的情况下，会描述为性质待定、XX 可能等有倾向性的判断，并进行病理活检，这时候，您就要格外关注后续的病理报告结果了。如果在胃镜过程中取胃组织进行快速尿素酶检测，还会在胃镜报告中看到有无幽门螺杆菌感染，从而指导临床医生进行相应治疗。

71

胃癌内镜治疗风险有多大，有什么并发症

胃癌内镜治疗存在一定的风险，风险大小与操作医生水平、患者自身情况等因素有关。丰富经验的内镜操作医生能够降低术后并发症发生率，但这并不是说优秀的内镜医生就能够确保手术的顺利进行，患者的年龄、心肺功能、血糖水平、肾功能等都是影响手术并发症的重要因素。

并发症主要包括：

(1) 出血

这是胃癌内镜治疗术最常见的并发症，发生率约为3.9%～7%。相关表现：呕血、黑便、晕厥；血红蛋白下降20 g/L；血压下降>20 mmHg或心率增快>20次/分等。

(2) 穿孔

发生率约为3.5%～4.5%，对于较深层次的病灶，临床医生为完全切除病变，也可能主动制造穿孔，又叫"全层厚切术"。相关表现：腹痛、发热、腹肌紧张；心率、血压等生命体征不稳定等。

(3) 病变残留及复发

术后需定期复查胃镜，及时发现残留及复发病灶，尽早处理。对于下列几种情况，应考虑追加治疗（包括外科手术、放疗或化疗）：①癌细胞浸润黏膜下层≥500 μm；②黏膜切除术后病理分化程度低：低分化癌、未分化癌；③伴脉管或淋巴管浸润；④基底切缘阳性（基底切缘有癌细胞残留）。

所以术后需要进行密切的监护，尽早发现出血、穿孔等早期并发症，及时对症处理，必要时可行内镜下止血或转外科手术治疗。术后定期复查也能够及时处理病变残留及复发等。

72

胃癌内镜治疗后如何随访

早期胃癌内镜治疗后，患者大多能够平安无事。但胃癌有复发和转移的可能，包括原位复发、淋巴结转移、周围脏器转移、肺转移、腹腔种植转移等。尽早发现胃癌的复发及转移是非常必要的，这就需要定期前往医院进行随访和复查胃镜。胃癌内镜治疗后的随访主要包括以下几点：①出院后早期肝肾功能及血常规的复查：因患者在住院期间使用抗生素、造影剂、质子泵抑制剂等治疗药物可能造成相关肝肾损害，且患者术后住院时间一般较短，肝肾功能损害未必能够在住院期间发现，所以需在出院后 1 周及 1 个月期间复查肝肾功能。同时，少部分迟发性出血及少量出血可能难以察觉，除需要患者观察是否出现黑便及乏力、心慌等不适，及时就诊外，还需行血常规、粪隐血检测，及时发现和治疗迟发性出血；②肿瘤标志物：包括 CEA、CA199、 CA724、 CA242 等，多种肿瘤标志物联合检测有助于了解胃早癌治疗后的变化，此外还可预测胃早癌术后复发情况；③术后胃镜复查：经过内镜治疗的患者随访时应做胃镜检查以评估切除部位有无复发，一般每 6 ~ 12 个月建议 1 次胃镜检查。当内镜下切除黏膜较大、病理分化较差时，应在更早的时间进行规律的随访（比如在第 3、6、9、12、24 个月）。如在随访中检测到残余病变，进一步的内镜治疗能十分有效地处理残余病变及降低复发率；④其他影像学检查：包括腹部超声、腹部盆腔 CT 等检查判断有无腹盆腔转移和复发。

内镜治疗的术后随访应在病理结果回报后，由手术医生结合术中情况，制订个体化的随访方案。要在延长患者术后生存期的同时，避免由于过于频繁的检查导致产生不必要的医疗费用和患者依从性下降。

73

胃肠道肿瘤标志物有哪些

随着人民生活水平的提高，越来越多的人注重健康，肿瘤标志物也被更多的人列为健康查体项目。那么，什么是肿瘤标志物？胃肠道肿瘤标志物有哪些？肿瘤标志物升高有什么意义？

简单地说，肿瘤标志物指在肿瘤患者的血液、体液、细胞或组织中显著升高的一类物质，对肿瘤的筛查、诊断、治疗效果、监测复发以及预后评价具有一定的价值，但并不能作为胃肠道肿瘤的诊断标准。肿瘤标志物升高不等于患有肿瘤，而肿瘤患者不一定都有肿瘤标志物升高，具体原因如下。

胃肠道肿瘤标志物种类繁多，常见的有 CA724、CEA、CA19－9、CA153、CA125、AFP、CA50、CA242 等。CA724、CEA、CA19－9 是目前诊断胃癌的最佳指标，CEA 升高多见于肠道肿瘤，而多个标志物均升高对肿瘤的诊断更有价值。其中 CA724 和 CA19－9 均升高者患有胃癌的概率更高。但肿瘤标志物不适用于早期胃肠道肿瘤的筛查，也

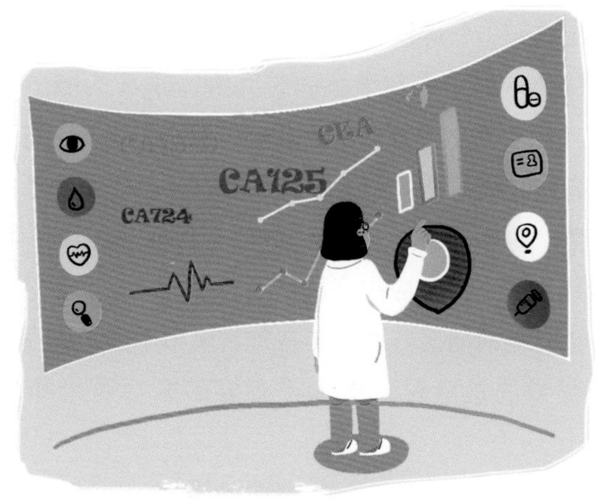

就是说早期肿瘤患者的标志物可能不升高，而升高者多见于中晚期或已发生转移的肿瘤患者。

肿瘤患者在接受治疗后，依然需要定期复查标志物，因为标志物对胃肠癌术后复发、转移以及患者生存期具有指导作用，常用的复查指标有 CA724、CEA、CA19－9 等。升高的肿瘤标志物可在手术治疗后下降，而 CA724 和（或）CEA 术后再次升高说明肿瘤可能已复发。化疗后血清肿瘤标志物存在短期升高现象，并不能作为肿瘤进展或转移的指标。因此，胃肠道肿瘤患者术前及化疗前需同时完善多项肿瘤标志物检查，且术后及化疗后定期复查肿瘤标志物至关重要。

74

胃肠道肿瘤标志物异常一定就有胃癌吗

肿瘤的快速进展、预后较差使人们“谈癌色变”。随着人们对健康的重视及癌症的了解，肿瘤标志物被广泛认可，但当看到标志物升高时，人们的担心、恐慌只增不减。肿瘤标志物异常就一定有胃癌吗？答案是不一定，肿瘤标志物升高不等于胃癌。通常来说，肿瘤标志物在肿瘤患者体内的含量远远超过健康人，仅需要少量血液或其他体液就可以检测到，但肿瘤标志物仅仅是一种提示和信号，不一定是肿瘤。

肿瘤标志物升高受多种因素影响，主要为：①肿瘤，如 CA72－4、CEA 升高提示胃癌、肠癌可能；②良性病变，如慢性肝病者常伴有 AFP、CEA 升高，妇科炎症可导致 CA125 升高，胆囊炎及胆道结石可出现 CA19－9 升高等；③生理变化，如怀孕期间 AFP、CA125 等生理性升高；④不良习惯，如吸烟可导致 CEA 升高；⑤药物、胸腺肽等生物制剂可导致肿瘤标志物一过性升高。

因此，肿瘤标志物轻度升高不一定有问题，一些良性疾病如消化性溃疡、胆囊炎、胃炎、结肠炎也有可能引起肿瘤标志物的升高，需定期复查，动态观察。如果 1～2 个月复查该肿瘤标志物进行性升高，则需要行胃肠镜或 CT 等影像学检查。而肿瘤确诊的“金标准”为组织或细胞病理学检查。同一种肿瘤或不同类型的肿瘤可有一种或几种肿瘤标志物异常；同一种肿瘤标志物可在不同的肿瘤中出现。因患者个体差异性，肿瘤标志物的分析要结合具体临床情况，从多个角度比较，才能得出客观真实的结论。肿瘤标志物只是肿瘤的辅助诊断指标，同时肿瘤标志物正常也不能完全排除肿瘤，肿瘤早期阶段可无标志物升高。

血清胃蛋白酶原及胃泌素检查有什么意义

我们平常所说的“胃病”多指慢性胃炎，慢性胃炎又分为萎缩性胃炎和非萎缩性胃炎，其中萎缩性胃炎进展为胃癌的概率远大于非萎缩性胃炎，因此，萎缩性胃炎常被列为胃癌的重点筛查对象之一。萎缩性胃炎的诊断至关重要，常见的诊断方法有：①胃镜和（或）活组织病理检查；②血清胃蛋白酶原及胃泌素检查。前者诊断准确率高，为侵入性操作；后者操作简单、方便，对被检人要求低，但准确率相对低。此处，我们重点介绍血清学检查。

胃蛋白酶原（PG）分为 PG Ⅰ和 PG Ⅱ两个亚群，PG Ⅰ主要由胃底腺分泌，PG Ⅱ由全胃腺和十二指肠上部腺体分泌。当胃黏膜发生病变时将会影响血清中 PG 含量，胃黏膜发生萎缩、化生或癌变时可引起 PG Ⅰ分泌减少，但对 PG Ⅱ的影响不大，结果导致 PG Ⅰ/PG Ⅱ比值（PGR）降低。因此，检测血清 PG Ⅰ并计算 PGR 对诊断萎缩性胃炎及胃癌有重要的提示作用，但诊断仍需结合胃镜及活检标本的组织学检查。一般发生胃癌时血清 PG Ⅰ、PG Ⅱ和 PGR 会明显降低，且降幅较萎缩性胃炎更大。

胃泌素主要由胃窦和十二指肠 G 细胞合成，胃泌素-17 是体内胃泌素的主要存在形式，约占总胃泌素的 80%～90%。胃窦部黏膜萎缩时 G 细胞数量减少，分泌的胃泌素随之下降，故血清胃泌素-17 水平检测在胃窦萎缩性胃炎中具有重要价值。

PG Ⅰ、PG Ⅱ和胃泌素-17 水平检测为非侵入性检查，具有简单、经济等优点，其血清水平与胃黏膜腺体的萎缩程度相关，可鉴别出胃部疾病高风险患者，可作为萎缩性胃炎及胃癌筛查的手段之一，并可判断胃黏膜萎缩位置。

76

什么是钡餐检查

在医院里，医生在准备给怀疑胃肠疾病患者进行 X 线照相时，常给病人吃一种无色无味的白色混悬液，过半小时后，才进行 X 线射线拍摄。这白色的混悬液在医疗术语上就称作钡餐。钡餐其实就是用于消化道检查的药用硫酸钡（$BaSO_4$），是一种常用的造影剂，因为它不溶于水和脂质，所以不会被胃肠道黏膜吸收，因此对人基本无毒性。

钡餐之所以可以用于检查消化道疾病，是因为它不容易被 X 射线透过，在 X 线片上呈现白色。钡餐进入消化道后，会附着在消化道壁上，显示出消化道的轮廓，以检查消化壁有无缺损、溃疡，消化道器官中有无肿瘤等，一段时间后它会随代谢排出体外。

根据临床诊治的需要，可将胃肠钡餐造影分为上消化道钡餐、全消化道钡餐、结肠钡灌肠以及小肠钡灌肠检查。钡餐检查安全、无创伤，无副作用，但某些情况下，不适宜做这项检查，如活动性消化道出血、消化道不全梗阻、怀疑胃肠道穿孔，重度腹水、心肺功能衰竭无法耐受检查者，以及碘过敏试验阳性的患者也不适合做钡餐检查。

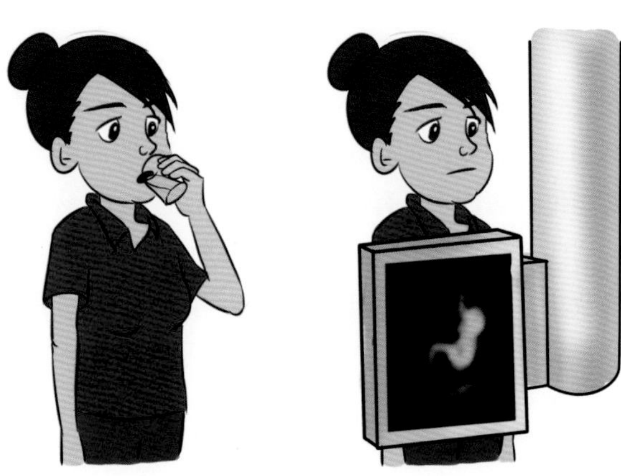

钡餐检查前一日起禁服含有金属的药物（如钙片等）。一般检查需要数小时，请耐心等待，未经医生同意不要吃任何东西，也不要离开。少数病人当日下午还须复查。检查时最好穿没有钮扣的内衣。临床怀疑或者确诊有肠梗阻时，严禁使用硫酸钡造影。检查前一日开始饮食应以半流质为主，晚十点以后不宜进食。查完毕后可能会排出白色粪便，属正常情况。检查完毕后应大量饮水，好尽快排出钡餐。

77

怎么看钡餐检查报告

某些患者因腹痛、恶心、呕吐等症状到医院就诊时，若是病情难以确认，或者怀疑是消化道肿瘤时，往往需要做钡餐检查。做完钡餐检查后，患者最关心的一个问题就是钡餐报告的结果。

钡餐报告通常包括两部分，第一部分为检查所见，患者口服钡餐后，医生通过造影检查所见的客观记录，包括食管、胃和肠道等消化道各部情况，如是否狭窄、扩张及梗阻，有无龛影及充盈缺损影，黏膜皱襞、柔软度和收缩功能等情况，通常按部位分别描写。第二部分为诊断意见，是医生根据检查所见分析得出的诊断，通常写在报告的最后。常见的诊断有食管静脉曲张、贲门失弛缓症、反流性食管炎、食管癌、胃溃疡、十二指肠球部溃疡、胃癌等等。部分报告会根据钡餐情况建议患者行活检，进行病理学检查以明确诊断。

如检查结果为食管静脉曲张、贲门失弛缓症、十二指肠球部溃疡等良性病变，则需要在检查当天或次日就诊，医师会根据上述诊断给予及时的治疗；如检查结果怀疑是食管癌、贲门癌、胃癌等恶性病变，需及时行胃镜活检明确性质，可以在等待病理报告期间去胸外科、普外科就诊。因此，患者进行了钡餐检查后，要找专业医生解读咨询，及时给出处理意见和注意事项，勿要惊慌失措，也勿要视而不见。

78

什么是皮革胃

皮革胃又称为革囊胃，男女比例 3.2∶1，是进展期胃癌的一种类型，具有特殊的生物学特性，临床表现隐匿的特点。胃癌生长方向并不是向胃腔内突出，而是向胃壁全层弥漫性浸润，造成胃蠕动减弱，胃黏膜皱襞消失，胃腔缩小，胃壁全层增厚、变硬。最终使得胃的外观形态类似于皮革制成的口袋，失去了其柔软、容易扩张的特性，而变得质硬、固定，坚如皮革，故而得名“皮革胃”。“皮革胃”多是低分化腺癌、印戒细胞癌等恶性程度较高的病例类型，预后很差。

“皮革胃”胃癌呈弥漫浸润型生长。患者症状主要表现为食量差、易早饱、上腹不适、隐痛、嗳气、反酸等类似其他良性胃病的自觉症状，有的患者无自觉症状。

内镜下皮革胃胃黏膜变化基本表现可分为 3 类：似胃炎样改变，胃黏膜表面光滑或伴不同程度的充血、出血、糜烂灶，亦称胃炎样皮革胃或胃炎样进展期胃癌；呈结节或颗粒样改变，伴或不伴皱襞肥

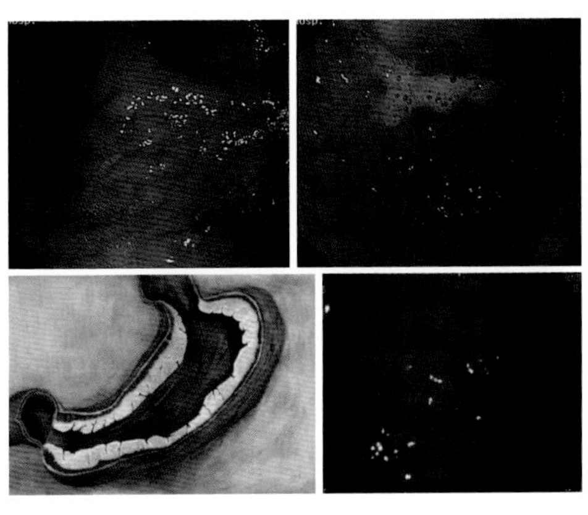

内镜下的革囊胃

厚、浅表溃疡或糜烂等表现；以隆起浸润病变为主，胃黏膜呈高低不平隆起性改变，与正常黏膜界限不清。

由于肿瘤即使已经深入肌层，胃腔内病灶也可能并不明显，所以胃镜常不能及时发现病灶，造成漏诊，很多到确诊的时候已经属于晚期胃癌。为提高皮革胃的诊断率，根据实际情况可结合色素内镜、超声内镜、X 线钡餐、B 超和（或）CT 等检查，如临床症状和各项辅助检查高度怀疑皮革胃，而内镜下又无法取得病理依据时，应尽早剖腹探查，争取手术时机，延长生存期限。

什么是超声内镜，胃癌超声内镜看什么

有些被初诊为胃癌的病人不理解“为什么做了普通胃镜，通过病理检查做出诊断之后，还要做超声内镜？”那我们就先来说一下什么是超声内镜。相对于普通内镜，超声内镜是一种集超声波与内镜检查为一体的医疗设备，是在普通内镜前端安置微型高频超声探头，当内镜进入胃腔后，内镜下可以直接观察腔内形态，同时又可进行超声扫描，以获得消化道壁各层次的组织学特征及周围邻近脏器的超声图像，扩大了胃镜的诊断功能和范围。简而言之，超声内镜具有内镜与超声波检查的双重功能，可以让胃癌无处遁形。

其实大部分胃癌都是在做胃镜的时候才发现。其中有的胃癌因为溃疡很深，这个时候通过常规胃镜就可以直观看到并判断病情。但针对一些并不明显的早期表面糜烂，单靠普通胃镜观察就有困难。这时就可以通过超声内镜来诊断肿瘤侵犯的深度，如果超声内镜发现胃癌不太深，就可以在内镜下治疗，如果肿瘤侵犯较深，就要手术治疗。

近些年，超声内镜在胃癌诊断中的应用越来越广泛，并逐渐起关键的作用。严格意义上讲，超声内镜是判断早期胃癌是否能够切除的唯一选择。在国外，所有需要做肿瘤分期评价的胃癌患者都依靠超声

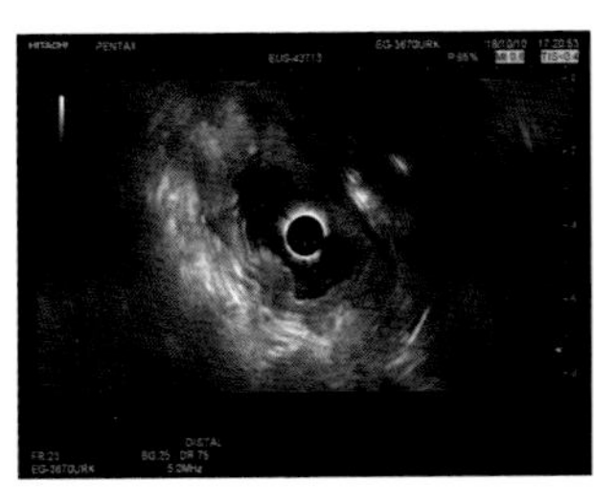

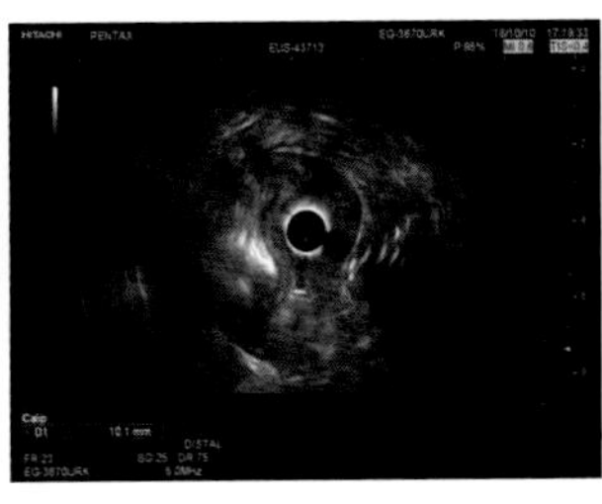

超声内镜图像

内镜，在对浸润型胃癌的诊断、浸润深度及附近淋巴结转移的判断方面有重要意义。据文献报道，超声内镜对于胃癌的浸润深度和淋巴结转移的预判准确率分别达 70% ~ 88% 和 65% ~ 77%。因此，所有的胃癌患者，在条件允许的情况下，治疗前最好都进行超声内镜检查。这样可以更好地明确临床分期，选择合适的治疗方式。

80

CT、MRI、PET-CT看什么

胃癌患者常会有以下困惑："面对CT、MRI、PET-CT等众多影像学检查，我该选择哪个，它们都是看什么的？"

CT是电子计算机体层摄影的简称，它是将电子计算机与X线扫描结合起来，由电子计算机将扫描信号储存并转换成图像，进而对疾病性质做出判断的一种检查手段。我们要清楚一点，就是CT对早期胃癌的诊断价值并不大，但对中、晚期胃癌具有重要意义。CT对胃癌的诊断作用首先在于它可以确定胃壁厚度，我们正常人的胃壁厚度一般在2～5 mm，而胃癌通常会表现出局限性或广泛性的胃壁不规则增厚，并且常常会超过10 mm；其次CT可以发现结节状、息肉样或

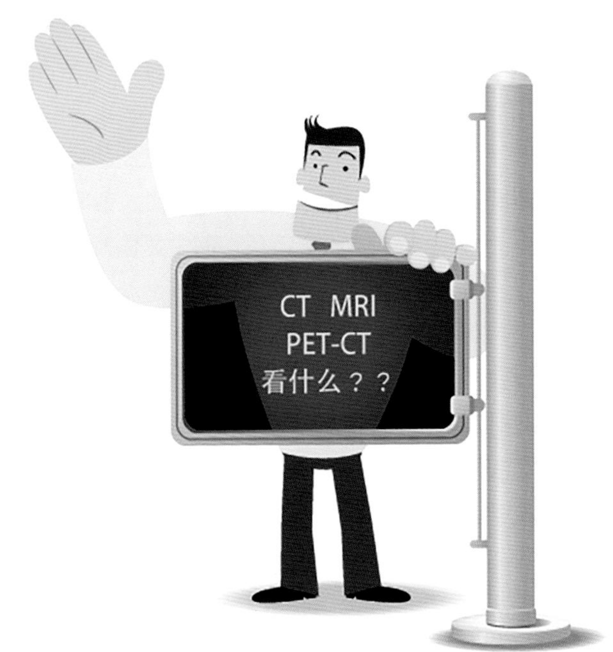

分叶状肿块向胃内或胃外突出；再者 CT 可以提示胃腔狭窄、包块或溃疡的影像。此外，CT 还可以显示胃附近脏器诸如肝脏、胰腺、胆囊、结肠、肾上腺和卵巢以及淋巴结等，并由此可以判断胃癌的转移范围。一般对于胃癌患者，医生会让他们做腹部或者盆腔 CT，同时通过后期的血管成像模拟胃周围血管的走行，这些结果在胃癌患者术前就可以准确地评估是否可以手术切除。

MRI 是磁共振成像的简称，利用磁共振的原理成像，对人体中氢原子进行检测，因为人体内各器官、组织以及发生病变部位的密度都有所差异，所以显示出来的磁共振图像就有差别，从而医生可以通过 MRI 对病变做出判断。但我们需要知道的是，由于胃是一个空腔，胃蠕动及呼吸所带来的图像伪影对 MRI 的诊断干扰较大，磁共振图像显示不满意。又由于早期胃癌往往肿块较小，MRI 对早期胃癌的诊断意义并不大。但当胃癌侵犯到胃壁或突破胃侵及邻近器官时，MRI 就可以显示肿瘤的大小和浸润情况。它和 CT 一样，可以通过注射某些特殊药物（造影剂）进行增强扫描，将胃癌更容易检查出来。

PET 是正电子发射计算机断层扫描的英文缩写，是一个核医学影像技术。PET-CT 是 PET 扫描仪和先进螺旋 CT 设备功能的一体化完美融合。PET-CT 利用肿瘤细胞特殊的糖代谢特点显示病变，因此是一种敏感性高的功能性成像。但由于现在价格昂贵、假阳性率还比较高，所以不适合作为胃癌的初步检查手段，而主要作为常规检查的补充存在。同时对于新辅助化疗后的胃癌患者，还是具有价值的，因为个别患者在化疗过程中可能会出现远处转移病灶，此时 PET-CT 结果则可以判断手术治疗的意义和效果。另外，对于原发灶不明的肿瘤或胃镜检查诊断为恶性肿瘤，但活检没有发现肿瘤细胞的患者，可以做 PET-CT，从而为恶性肿瘤的诊断提供证据。总而言之，PET-CT 只是在常规检查无法做出诊断以及化疗后判断远处转移的时候才需要做的检查。

81

什么情况下需要做 PET-CT

我们身边有不少胃癌患者都会主动做 PET-CT 检查，并拿着检查报告到上级医院就诊。平时，也有不少初诊胃癌的患者会追问医生是否需要做 PET-CT，有的甚至强烈要求进行 PET-CT 检查。那么，PET-CT 真的是网上所谓的“查癌神器”吗？

对于初诊胃癌的患者而言，我们要知道胃癌的诊断金标准是病理诊断，也就是通过胃镜活检组织做的检查。PET-CT 主要作用在于明确肿瘤的范围，特别是有无远处转移。它与增强 CT 的作用是类似，但它们都不能取代胃镜来诊断胃癌。但相对于 CT，PET-CT 的优点是全身检查，比较全面，可以发现一些微小隐匿的病灶。尤其对于罕见的远处转移病变较有价值。但缺点也很明显，除了价格昂贵，其显像剂具有放射性（对人体有一定的损害作用）。而且对于胃癌而言，PET-CT 有其本身固有的缺陷：在病理类型为黏液腺癌、印戒细胞癌以及弥漫性胃癌等诊断方面，由于它们对 FDG（氟代脱氧葡萄糖，PET-CT 就是靠检测体内这个物质来做检查的）摄取率低，PET-CT 这个时候的检出率有时甚至不到 50%，而我国的胃癌患者中，有很大一部分是弥漫性胃癌。另外，正常胃组织对 FDG 有不同程度的生理性摄取，胃炎、胃溃疡时胃对 FDG 的摄取也可明显增高，造成 PET-CT 结果的不可靠，从而带来诊断的错误。值得一提的是，目前大多数单位在做 PET-CT 检查时，为减少辐射，提供的 CT 都是平扫的结果，所以许多初诊患者手术前往往还需要重新进行 CT 增强扫描，来判断肿瘤及周围淋巴结情况。

总而言之，就胃癌而言，胃镜是筛查胃癌的有效方法，CT 技术提高了诊断和分期的准确率。虽然 PET-CT 在对进展期胃癌中表现出高检出率，但是在临床实践和应用中，其他检测方法对胃癌的大小和

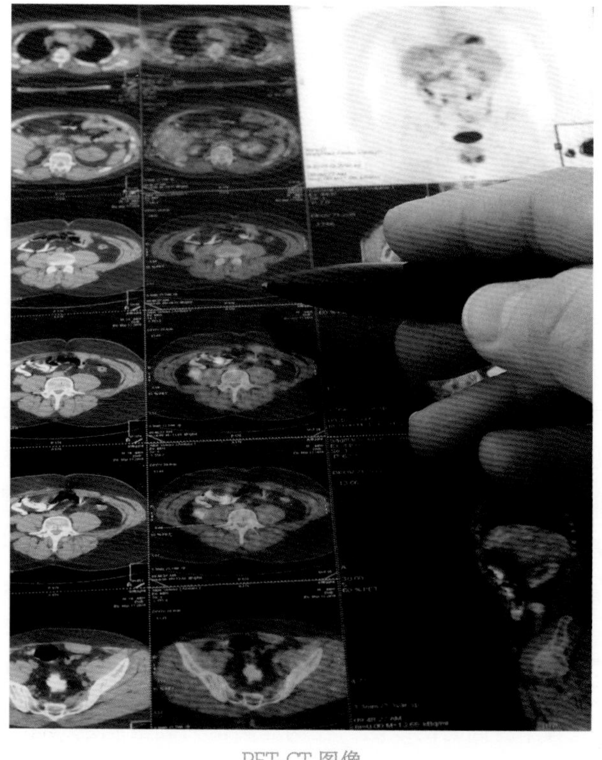

PET-CT 图像

浸润深度的检测更方便。初诊胃癌的患者通过常规的增强 CT 扫描基本可以判断肿瘤转移情况。还可以通过腹腔镜及脱落细胞学来进一步检查。 PET-CT 检查在胃癌方面的应用，还处于探索阶段，主要在胃癌分期、治疗后疗效观察、术后监测和长期随访等方面有一定的价值。因此，针对绝大多数初次诊断为胃癌的患者，尤其是早中期的胃癌患者，不必盲目进行 PET-CT 检查。

中晚期胃癌的治疗

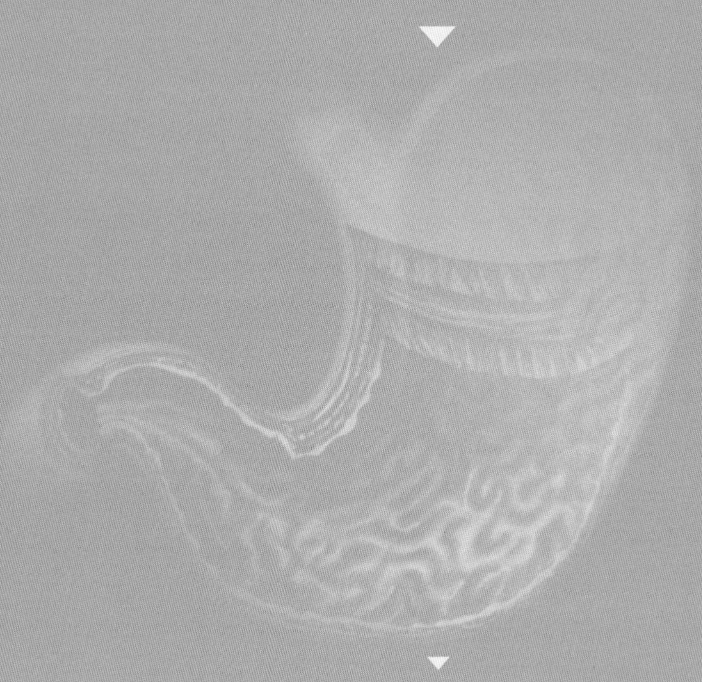

82

什么是中晚期胃癌

胃癌大家都不陌生。有些人认为得了癌手术切掉不就行了或获悉自己得了肿瘤就自暴自弃，觉得肯定治不好了。其实这两种说法都不正确。因为胃癌也分早期和中晚期，一般中晚期胃癌相对于早期胃癌治疗效果差。那么什么是中晚期胃癌呢？中晚期胃癌是指癌组织浸润到黏膜下层以下的胃癌，是胃癌发生发展的晚期阶段。有时，大家可以从胃镜报告上看到以下字眼，可能提示病情不太好。中晚期胃癌分为 Borrmann 四型，分为 I 型、Ⅱ型、Ⅲ型、Ⅳ型，不同的分型代表着不同的病理类型，不同的类型也预示着治疗效果可能会有一定的差别。胃镜活检后的病理分型如下： Borrmann Ⅰ型：肿瘤主要向胃腔隆起，此型胃癌生长较缓慢，转移发生也较晚，组织学类型一般以分化较高的乳头状、乳头管状或管状腺癌常见。 Borrmann Ⅱ型：也被

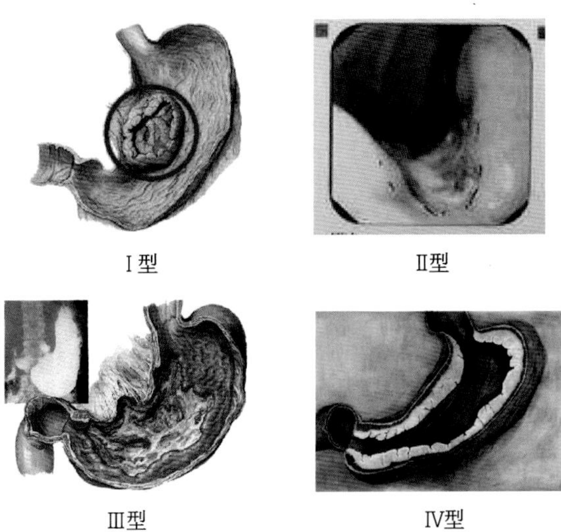

胃癌的分型

称为局限溃疡型。肿瘤表面有明显的溃疡形成，组织学类型也多以分化型腺癌多见。 Borrmann Ⅲ型：也被称为浸润溃疡型。肿瘤表面有明显的溃疡形成，组织学类型多位低分化腺癌和印戒细胞癌。Borrmann Ⅳ型：也被称为弥漫浸润型。胃壁增厚变硬，胃腔变狭小，失去弹性，状似皮革制成的囊，故称“革囊胃”。组织学类型也多分化较低的腺癌、富纤维间质的癌（硬癌）和印戒细胞癌。

83

胃癌分哪些类型，恶性程度怎么样

胃癌是有不同分期的。不同的分期，恶性程度不一样，也预示着治疗效果可能不同。胃癌在临床分期上分为早期和中晚期胃癌，两者差别仅在于肿瘤浸润的深度。换句话说，早期胃癌只侵犯胃壁黏膜或黏膜下层，不管是否伴有胃区域淋巴结转移。早期胃癌的临床表现并不明显，具有隐蔽性，缺乏特异性，可长期存活。主要症状有上腹饱胀、隐痛、恶心、呕吐、嗳气、反酸、贫血、黑便、食欲不振等，一些良性病变如胃炎、胃溃疡等也可有上述表现，因此常不被患者所重视。但即便是良性病变，同样也有恶变的可能，因此，一旦发现有类似症状要及时就医，如果药物治疗 2～3 个月症状无明显改善，尽早做胃镜检查，以便及时明确诊断，防止漏诊胃癌。而中晚期胃癌浸润深度达肌层以上，具体分类我们前面已讲过。就预后而言，早期胃癌优于进展期胃癌。早期胃癌经治疗后 90% 以上的患者能够长期生存，而晚期胃癌患者， 5 年生存率不足 5%。临床病理学研究认识到，胃癌从早期向晚期发展的不同阶段，其预后结果亦不同，分期越早预后越好。

84

胃癌癌细胞怎么转移，往哪转移

有些患者或许会有疑问，我不是得的胃癌吗，怎么医生说我肝脏或者肺也有癌，说是从胃癌转移过来的，这是怎么回事呢？癌也会游走吗？是的，这是因为肿瘤不仅仅局限于它所生长的器官本身，它可以借助一些途径“串门”。胃癌到底是通过哪些途径跑到其他部位的？胃癌有 4 种扩散方式：①直接浸润：直接浸润是癌细胞在胃壁内的主要扩散形式，晚期胃癌也可穿出胃壁侵犯周围脏器和组织，以大网膜最多见，其次为肝、胰、食管和横结肠等。②沿淋巴管扩散：胃癌最容易转移到左侧锁骨上淋巴结，因为胃壁各层均存在淋巴管网，特别是黏膜下及浆膜下层的淋巴管尤其丰富，从而为淋巴道扩散转移提供了条件。③血行性转移：胃癌晚期常发生血行转移。因为胃黏膜固有膜内、黏膜下与浆膜下有丰富的血管和淋巴管。在肿瘤增殖的过程中除了破坏淋巴管沿淋巴道扩散转移外，也必然会浸润破坏一些局部的静脉和毛细血管，使癌细胞或癌栓得以进入血流，被运送到身体

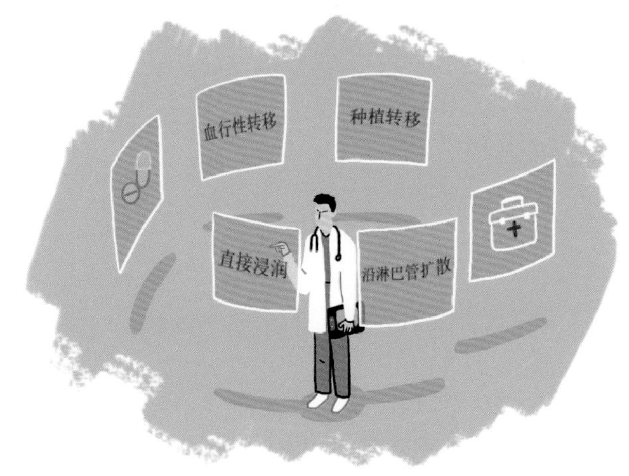

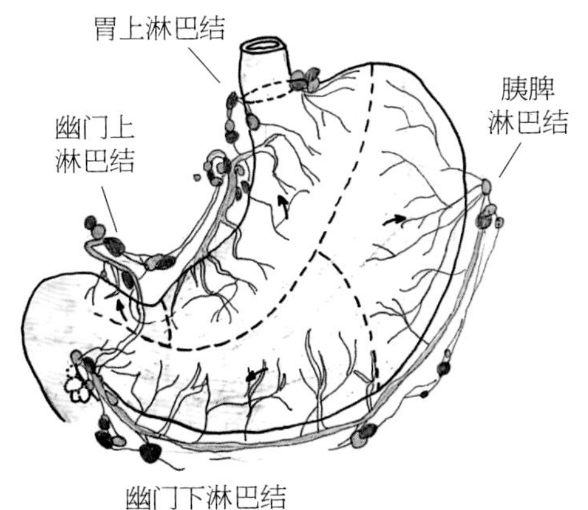

其他部位和脏器，因此，肺、肝都是胃癌血行转移的好发部位，并常是多发转移灶。除转移到肝、肺以外，胃癌一旦有了血行转移，也可以转移至骨髓、肾、脑、肾上腺和全身皮肤等部位。④种植转移：有时妇科肿瘤患者入院后常规行胃镜检查，就是因为胃癌有时会发生种植转移，种植于肠壁和盆腔。当种植于卵巢时，称为 Krukenberg 瘤，也可在直肠周围形成结节状肿块。

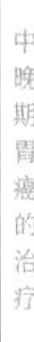

85

晚期胃癌会出现什么症状

上腹部疼痛是胃癌最常见的症状，该症状出现较早。初起时仅感上腹部不适，或有腹胀、沉重感或胸骨后隐隐作痛，如按胃炎、溃疡病予以治疗，症状也可暂时缓解。直到胃癌进一步发展，疼痛发作频繁和加重，甚至出现黑便、发生呕吐时才引起注意，此时往往是胃癌的中晚期，治疗效果较差。所以要重视“胃痛”这一常见又不特异的症状。尤其当治疗症状缓解后短期内又有发作者。不要等待出现所谓“疼痛无节律性”“进食不能缓解”典型症状。应及时考虑做胃镜检查，不要丧失最佳治疗时间。如果出现疼痛持续加重且向腰背部放射则是胃癌侵犯胰腺的晚期症状。其次，由于进食少并厌食，胃癌患者可在短期内很快消瘦下去，部分患者虽没有明显消化系统症状，但可能出现不明原因的消瘦和疲倦无力。胃癌晚期的患者可能会出现上消化道大出血（呕血、黑便）；部分患者由于胃酸减少，大便可呈糊状甚至腹泻；当肿瘤侵犯胃窦导致梗阻时会出现恶心、呕吐；当肿瘤侵犯胃底贲门还可引起下咽困难；如肿瘤出现肝门淋巴结转移或压迫胆总管还可出现黄疸、发热。

胃癌转移时可能出现的症状：如肝转移时可触及肝肿大，部分患者出现腹围增大，腹部膨隆，原因是腹膜或网膜的转移引起腹水导致的；转移至肺可引起咳嗽、咯血等；淋巴结转移时，可在左锁骨上触及肿大的淋巴结。

总之，当出现上述症状尤其是消化道方面的症状时，大家要早去医院就诊，最好做胃镜检查。

86

哪些胃癌需要手术

手术是胃癌的主要治疗手段，但并不是所有胃癌患者都适宜手术，胃癌的手术治疗也不止一种方式。

胃癌手术根据是否需要开腹可分为内镜下手术与外科手术。内镜下手术主要指内镜黏膜下剥离术（ESD），而开腹手术又可以分为传统的开放性手术和腹腔镜手术。

根据治疗目的不同，胃癌手术可以分为根治性手术与非根治性手术。根治性手术顾名思义，以根治胃癌为目的，术中力求完整切除原发病灶，并清扫可能存在肿瘤转移的淋巴结。根据切除范围和淋巴结清扫范围的不同，根治性手术又可以分为标准根治术、改良根治术和扩大根治术。非根治性手术一般指姑息性手术，即当肿瘤难以进行根治性切除时，以解除患者症状、缓解各项并发症、提高患者生存质量为目的手术。

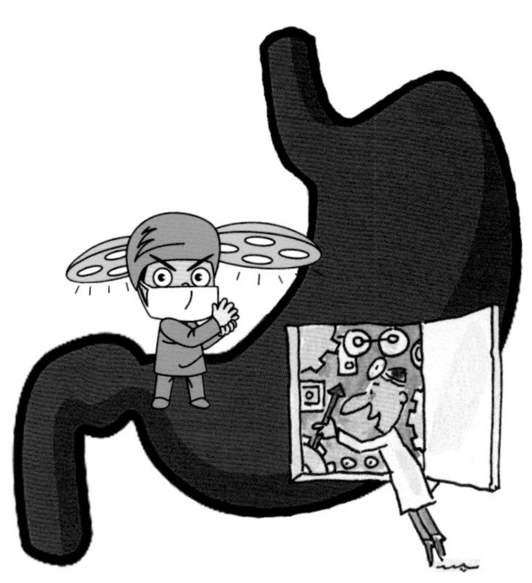

胃癌是否能进行手术治疗、采用何种手术，需评估肿瘤局部浸润情况、淋巴结转移情况、有无远处转移，并结合胃癌的病理类型、患者身体一般情况进行综合考虑。一般而言，如果胃癌没有发生其他器官转移、没有侵犯周围重要结构，且患者身体状况可以耐受手术，则理论上都可以进行根治性手术。我们前面已经介绍过消化道的四层组织结构。如果肿瘤发现得更早，病灶局限于黏膜层以内，没有周围淋巴结转移，且胃镜活检病理提示恶性程度不太高，则可以根据情况选择内镜下微创治疗。但如果肿瘤发现时已经有远处转移，或者侵犯胃周围的重要结构，这时手术切除不仅不能延长患者的生存期，而且带来的创伤较大、存在的风险较高，很可能适得其反。这时的治疗应该以药物治疗（化疗）为主。当此类晚期患者出现肿瘤引起的出血、吞咽困难、呕吐等症状时，可以考虑进行姑息性手术，以求改善症状、提高生存质量。不同阶段、不同类型胃癌患者分别适合进行何种手术治疗可参考下图。

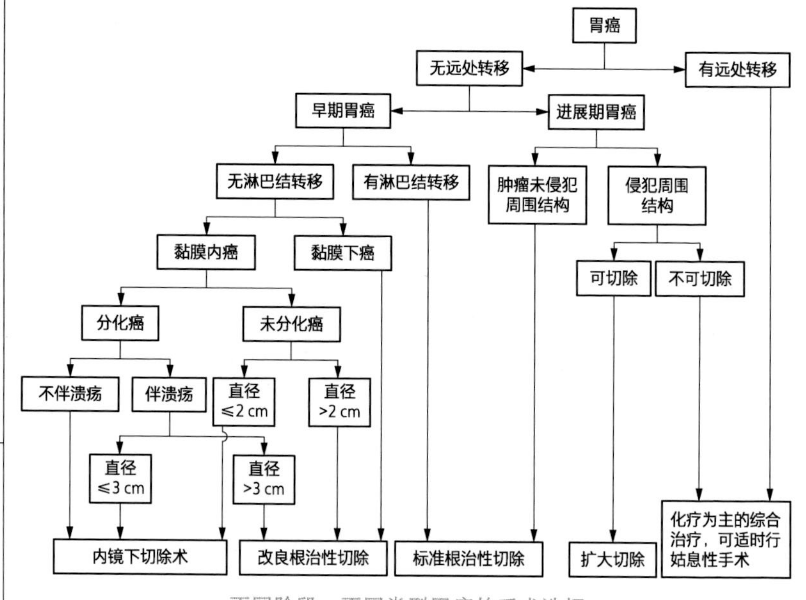

不同阶段、不同类型胃癌的手术选择

87

胃癌手术是怎么做的

我们以胃癌标准根治性切除术为例，为大家介绍治疗胃癌最常用的手术方式。一般而言，胃癌根治性手术需要进行胃大部切除来切除原发肿瘤病灶，随后进行消化道的重建，还要摘除可能存在肿瘤转移的淋巴结。

(1) 胃大部切除

手术的切缘必须与肿瘤的边缘保持一定的安全距离才能达到根治性切除，从而最大程度上减少残余病灶，降低复发概率。对于不同部位的胃癌，胃切除范围是不同的。大多数胃癌发生于胃的远端（下部），此时需要切除包括幽门 2/3 以上的胃或全胃；位于胃体部的癌一般需进行全胃切除术；位于胃食管结合部癌需进行近侧胃切除术或者全胃切除术。

(2) 消化道重建

胃大部切除术破坏了消化道原有的解剖结构，必须把手术的切缘以一定的方式进行吻合，重建消化道，进而保证患者术后相对正常的消化吸收功能。常用的消化道重建方式有三种：Billroth Ⅰ式、Billroth Ⅱ式、Roux-en-Y 式。

- Billroth Ⅰ式：又称毕Ⅰ式。该术式在胃大部切除后，将残留胃直接和十二指肠吻合。此术式重建后较符合胃肠道生理构造，但吻合口处的张力较大，能切除的胃的范围较小，目前临床应用较少。

- Billroth Ⅱ式：又称毕Ⅱ式。该术式切除远端胃后缝闭十二指肠残端，将残留胃和空肠上段吻合。十二指肠盲端至残胃吻合口形成输入袢，残胃吻合口至下游空肠形成输出袢。此术式目前在胃癌手术中较为常用。

◎ Roux-en-Y 式：该术式切除远端胃后缝闭十二指肠残端，在距离屈氏韧带（十二指肠与空肠的分界标志） 10 ~ 12 cm 处切断空肠。远端空肠与残留胃吻合，距此胃空肠吻合口 45 ~ 60 cm 处的空肠与刚切断的空肠近端进行吻合。此方法与 Billroth Ⅱ式相比可显著降低胆汁反流性胃炎的发生率，目前在胃癌手术中较为常用。

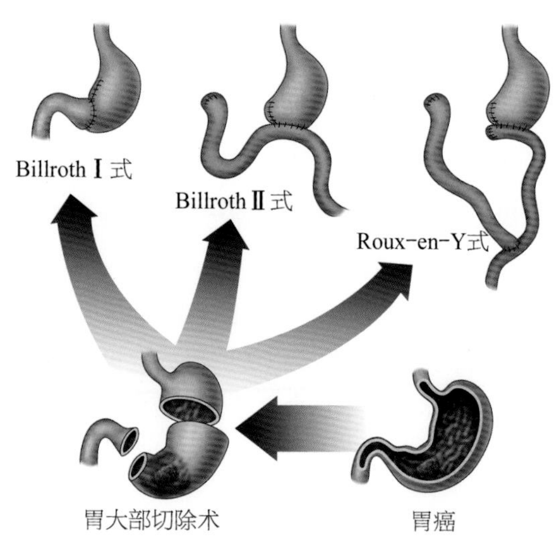

(3) 淋巴结清扫

胃癌较容易发生淋巴结转移。在手术时，医生会根据肿瘤病灶的大小、淋巴结转移的情况对胃周不同部位的淋巴结进行清扫，防止淋巴结残余的肿瘤转移灶引起复发。

88

胃癌手术有哪些并发症

一提到开刀，大家都关心手术风险有多大，可能会发生什么并发症。胃癌手术其实就是胃大部切除加上胃肠道吻合重建。因此，胃癌术后可能会发生出血、吻合处狭窄、吻合口破裂等术后早期并发症。此外，由于手术改变了胃肠道正常解剖结构，可能会导致食物进入小肠过快、小肠内容物反流到胃、消化吸收不良，进而可分别导致倾倒综合征、胆汁反流性胃炎、营养不良和贫血等术后远期并发症。胃癌术后虽然可能发生的并发症种类较多，但只要术中仔细操作、术后注意各项医疗护理措施、患者谨遵医嘱，大部分并发症是可以避免的，因此不必过度担心。

(1) 术后早期并发症

- 术后出血：胃大部切除术后一般 24 小时以内可以从胃管内引流出少量暗红色或咖啡色液体，这是术中残留在胃内的血液或胃肠吻合创面的少量渗血，属术后正常现象。但如果短期内从胃管中引流出较多血液，尤其是鲜血，甚至出现呕血、黑便等，则很有可能发生了术后出血。术后出血大多因为吻合处小血管结扎不牢或者手术中胃肠黏膜损伤所致。保守治疗无效的出血需要进行二次手术止血。

- 十二指肠残端破裂或吻合口破裂：这是胃大部切除术早期严重的并发症，多发生于术后 3 ~ 6 天。发生破裂后胃肠内容物流入腹腔会剧烈地刺激腹膜，引起急性腹膜炎的表现：上腹突然剧痛、腹肌紧张、压痛、反跳痛。此并发症一旦发生即应早期进行手术。

- 术后梗阻：一般在术后一天至数天发生，临床表现为腹痛、腹胀、恶心、呕吐等梗阻症状，呕吐物可为胆汁、胃内容物或二者混合物，这是由胃肠道某部分狭窄而导致的。输出襻梗阻经禁食、胃肠减压等保守处理后仍不能缓解的梗阻应进行外科手术干预。

此外，胃癌术后可能会出现胃动力减弱，也可能导致上述腹痛、腹胀、恶心、呕吐等症状。这种情况称为胃轻瘫或胃排空障碍。给予促进胃肠动力药物后 2 周内大多数患者可以缓解。

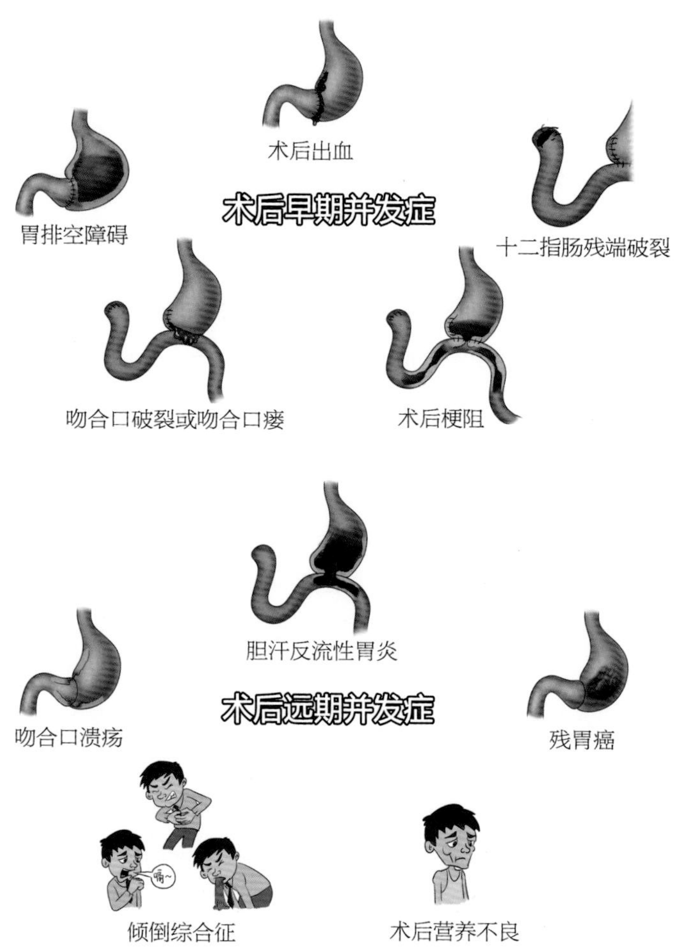

(2) 术后远期并发症

- 倾倒综合征：胃癌术后胃肠道原有解剖结构改变，患者吃饭后食物进入小肠的速度比原来明显加快，进而导致进餐后出现血容量不足或低血糖所引起的一系列表现，称为倾倒综合征。倾倒综合征可发生于任何类型的胃部手术之后，以 Billroth Ⅱ式胃大部切除术后更为多见。症状表现为：餐后半小时或 2～4 小时出现头晕、心悸、出冷汗、面色苍白、乏力等。术后患者应少食多餐，减少淀粉类食物，避免特别甜或者特别咸的食物，适当增加蛋白质、脂肪类食物。少数患者症状明显，可皮下注射生长抑素治疗。如果上述预防措施和药物治疗对倾倒综合征无效，可考虑进行手术治疗。

- 胆汁反流性胃炎：胆汁反流性胃炎也称为碱性反流性胃炎，是指胃大部切除术后胃幽门的功能下降，造成含有胆汁、胰液的碱性十二指肠内容物反流入胃，使胃黏膜产生炎症、糜烂和出血等。毕Ⅱ式手术后胆汁反流性胃炎发生率较高，可应用胃肠促动药、胃黏膜保护剂等药物治疗。内科治疗无效者，可考虑行 Roux-en-Y 手术或胆道分流术。

- 吻合口溃疡：发生于胃肠吻合口或吻合口附近空肠黏膜的溃疡最为多见。吻合口溃疡的发病率与首次胃切除术的术式有关，多见于 Roux-en-Y 术后，发生时间以术后 2～3 年最为多见。吻合口溃疡引起的疼痛多在夜间发作明显，常向背部放射，腹痛发作时间较长，缓解期较短，进食或服用抑酸剂可暂时缓解。内科治疗无效者需再次手术。

- 术后营养不良：胃切除术后患者胃容量缩小，食物摄入量减少，胃排空速度加快，可导致营养物质消化吸收不足，进而造成长期营养不良。因此，患者有可能发生体重减轻、贫血、腹泻、骨质疏松等。患者应注重胃切除术后饮食种类的搭配，适当补充维生素和微量元素，尤其是铁和维生素 B_{12}。

89

胃癌术后要注意什么，怎么随访

胃癌术后可能发生多种并发症，那么在术后患者和家属能做些什么力所能及的事来避免这些并发症，并加快术后恢复呢？胃癌术后患者又该如何复查？

(1) 手术切口护理

同其他外科手术一样，胃癌术后应注意保持伤口的清洁和卫生，避免伤口感染，伤口拆线前应尽量避免碰撞挤压。发现伤口有明显发红、肿胀、化脓、渗血、渗液、疼痛加重等情况应及时与医护人员沟通。

(2) 引流管护理

胃癌术后一般会留置一根或数根腹腔引流管。引流管可以帮助引出腹腔内积液，加速患者术后恢复。引流液的变化也可以反映术后病情。患者及家属应注意引流管是否通畅，患者在翻身或下床活动时应固定好引流管，防止其脱落。发现引流液过多或过少、颜色有明显变化等情况均应告知医护人员。

(3) 早期活动

术后早期活动可以减少肺炎、肺不张的发生；可预防下肢深静脉血栓；可避免肌肉废用性萎缩；可促进肠道蠕动和排气，减轻腹胀、增加食欲；可促进膀胱功能的恢复，避免排尿障碍。术后活动分床上活动和离床活动两种。床上活动主要是为患者翻身、拍背、抬高下肢、活动腿部等。带有各种导管的病人在活动过程中应保护好导管，以免扭曲、折叠、脱落。离床活动应该在患者术后病情稳定后，在医护人员或家属陪同下进行。最初可在床边、室内慢慢走动，后期可视情况外出散步。

(4) 术后饮食

胃切除术后一般 1 ~ 3 天内肠道功能逐渐恢复，当肠内气体从肛门排出后，患者就可进食少量清流食，如米汤、果汁等，每次饮用 50 ~ 80 ml。 3 ~ 5 天后如恢复良好可改为流汁饮食，如稠米汤、清肉汤、清鸡汤等，一天 5 ~ 7 餐，每次 100 ~ 150 ml。术后 1 ~ 2 周一般可过渡到半流饮食，如米粥、烂面条、鸡蛋羹等。术后初期不宜吃产气过多（牛奶、豆浆、黄豆）以及纤维素含量过高（芹菜、洋葱、粗粮等）的食物。患者出院后可根据情况过渡到软食，术后 3 ~ 6 个月根据自己身体情况逐渐恢复到普通饮食。

胃切除术后食物直接进入十二指肠或空肠，消化吸收并不会收到太大影响。但十二指肠、空肠储存容纳食物的能力远远低于胃，因此胃癌术后患者要坚持少食多餐，一天 4 ~ 5 餐，切忌暴饮暴食。应减少淀粉类食物（米、面制品），避免特别甜或者特别咸的食物，适当增加蛋白质、脂肪类食物。此外，胃壁细胞分泌的内因子是肠道吸收维生素 B_{12} 所必需的，缺乏维生素 B_{12} 将导致巨幼细胞性贫血。胃大部切除术后壁细胞分泌内因子显著减少，加之蛋白质、铁等吸收较前减少，所以较易发生贫血、营养不良等。因此患者在少食多餐的基础上，要注重膳食营养的全面性和均衡性，适当选用高蛋白饮食，并注意补充维生素、铁、微量元素等。

(5) 随访

有些患者认为胃癌手术是一劳永逸的，忽视了术后的随访。我国 2018 年版胃癌诊疗规范推荐：对于早期胃癌，开始头 3 年每 6 个月随访 1 次，然后每 1 年 1 次，随访到术后 5 年；对于进展期胃癌，术后第 1 年每 3 个月随访 1 次，术后 1 ~ 3 年内每半年随访 1 次，术后 3 ~ 5 年每年随访 1 次，随访的内容包括：临床病史、体格检查、肿瘤标志物化验（CEA和CA19－9、 CA724等）、功能状态（PS）评分、体重监测、超声或胸、上腹部增强CT检查。此外，推荐术后1年内进行胃镜检查，每次胃镜检查行病理活检若发现有高级别不典型增生，则需在3~6个月复查胃镜。建议胃癌术后患者每年进行1次胃镜检查。

90

哪些胃癌需要化疗

化疗是化学药物治疗的简称，指使用化学合成药物治疗肿瘤以及某些自身免疫性疾病。其目的在于彻底消灭癌细胞，控制原发灶，使肿瘤体积缩小，防止转移产生新发病灶，延长患者生存期。化疗是一种“以毒攻毒”的全身治疗方法，这类药物主要基于肿瘤细胞较正常细胞增殖更快的特点，通过直接破坏肿瘤细胞的结构或阻断细胞增殖过程中所需的物质来达到杀伤肿瘤细胞的目的；同时对正常细胞和机体免疫功能等也有一定程度的损伤，可导致机体出现不良反应。化疗对胃癌的治疗有一定疗效，已成为胃癌综合治疗的重要方法之一，可单独实施或配合手术及放疗治疗胃癌。

胃癌患者是否需要实施化疗，要依据肿瘤的分期、患者的全身状态及患者意愿进行综合判断。一般情况下，对失去手术切除时机、术后复发转移、发生残胃癌的病例，均需进行化疗。除此之外，部分胃癌患者进行手术时病期已较晚（已有远处转移，或局部病变有广泛浸润，并累及邻近重要脏器），若单纯手术疗效不佳，且有时手术难以发现及处理潜在的转移灶，手术操作本身也有可能使癌细胞发生转移和扩散。因此在上述情况下，为了提高手术治疗的疗效，应施行手术与化疗相结合的综合治疗，以弥补单纯手术治疗的不足。

91

胃癌的化疗药物都有哪些，有什么副作用

目前用于治疗胃癌的化疗药物主要有氟尿嘧啶（5－Fu）、卡培他滨、替吉奥、替加氟（呋喃氟尿嘧啶）、丝裂霉素（MMC）、紫杉类药物（紫杉醇、多西紫杉醇）、多柔比星（阿霉素）、顺铂（CCDP）、表柔比星（表阿霉素）、依托泊苷（鬼臼乙叉苷）等。每种化疗药物有各自不同的剂量和用药方法，可以通过静脉注射、持续静脉滴注或口服等途径给药。因为同时应用不同作用的抗癌药物可以发生协同作用而增强抗癌效果，同时减少癌细胞耐药性的产生，所以一般认为联合化疗效果比单剂化疗效果好，应用联合化疗可提高缓解率、延长生存期，显著改善胃癌患者的化疗效果。相同毒副作用的组合尽量避免，防止副作用的叠加使患者不能耐受化疗。

化疗药物的作用机制是通过杀伤分裂增殖活跃的细胞来控制肿瘤，因此也会影响到其他分裂增殖活跃的正常细胞，如口腔黏膜细

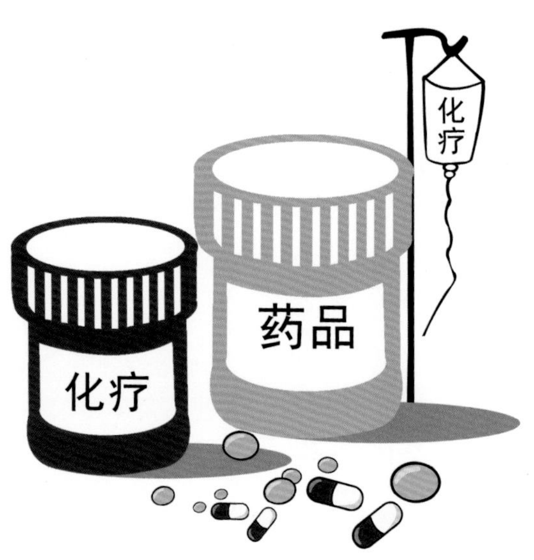

胞、胃肠黏膜细胞、毛囊细胞和骨髓细胞，导致患者出现这些部位细胞生长受损的表现。化疗常见的毒副作用包括：①骨髓抑制，表现为血细胞（白细胞、血小板、红细胞）数目减少；②胃肠道反应：恶心、呕吐、腹泻；③脱发；④口腔溃疡；⑤手足皮肤改变；⑥神经毒性：手脚麻木、疼痛等表现。因化疗药物不同，且患者存在个体差异，上述毒副作用不是都会在化疗后出现。化疗还会引起其他毒副作用，如过敏反应、心脏毒性等，化疗期间医生会根据具体情况而给予预防或治疗药物，以减少及减轻毒副作用的发生。化疗药物的毒副作用持续时间长短各异，但通常会在化疗停止后逐渐缓解。

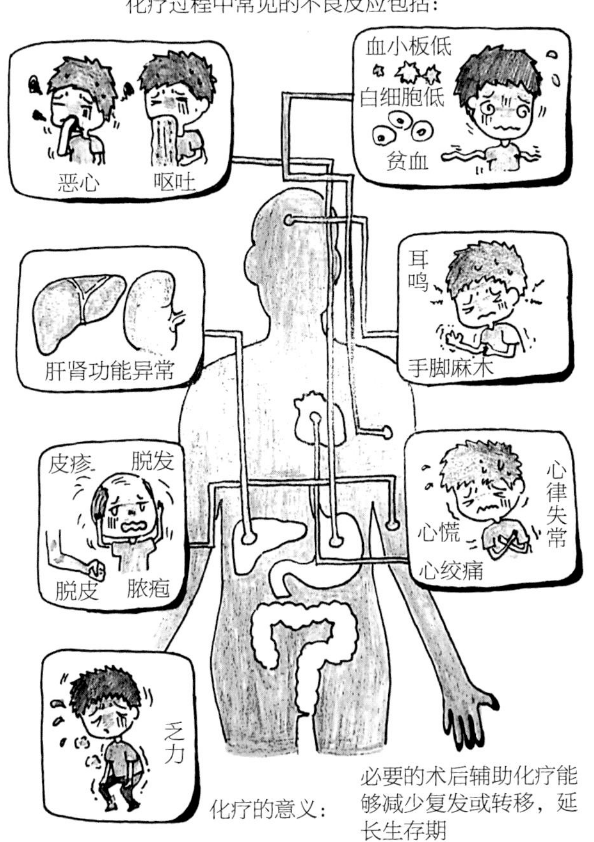

92

什么是新辅助化疗、辅助化疗

新辅助化疗指在实施局部治疗方法（如手术或放疗）前所做的全身化疗，目的在于使肿瘤体积缩小，及早杀灭看不见的转移细胞，以利于后续的手术、放疗等，在卵巢癌、骨及软组织肉瘤、直肠癌、膀胱癌、乳腺癌等肿瘤的治疗中均有成功的病例。早期肿瘤患者通常可以通过手术或放疗治愈，并不需要做新辅助化疗；晚期肿瘤患者则因为错过了根治肿瘤的机会，通常也不采用新辅助化疗。新辅助化疗主要适用于某些中期肿瘤患者，先通过化疗使肿瘤体积缩小，给部分患者创造手术机会，达到治愈的目的；也有部分患者经过新辅助化疗未能明显缩小肿瘤，从而不能使无法根治切除的肿瘤转化为可切除的肿瘤，只能调整方案继续化疗或放弃化疗。

部分肿瘤患者即使接受了根治性切除手术，甚至是扩大切除手术，术后仍有可能会出现肿瘤复发或转移。目前研究认为，这部分患者在原发肿瘤未治疗前，就已有肿瘤细胞播散于全身，其中大多数肿瘤细胞被机体免疫系统消灭，但仍有少数肿瘤细胞残留于体内，在一定条件下会重新生长，成为复发的根源。因此，在手术或放疗消除局部病灶后，若配合全身化疗，就有可能消灭体内残存的肿瘤细胞。这种在根治性手术后进行的化疗称为辅助化疗，目的是杀灭看不见的微转移病灶，减少复发或转移，提高治愈率，延长生存期。判断肿瘤患者是否需要进行辅助化疗，主要根据原发肿瘤的大小、肿瘤浸润的深度、淋巴结是否转移以及有无复发或转移的高危因素来决定。不同类型肿瘤是否需要辅助化疗的标准不尽相同，部分患者辅助化疗后还可能需要放疗。

93

什么是胃癌的放疗

放疗即放射性治疗，是运用物理学原理来治疗恶性肿瘤的一种手段。其原理是运用具有一定能量的放射线来照射肿瘤部位，在极强穿透力的射线作用下，人体内组织和肿瘤细胞内发生电离效应，同时产生巨大的能量，导致组织和细胞内部结构被破坏，从而达到抑制或杀灭肿瘤细胞的目的。

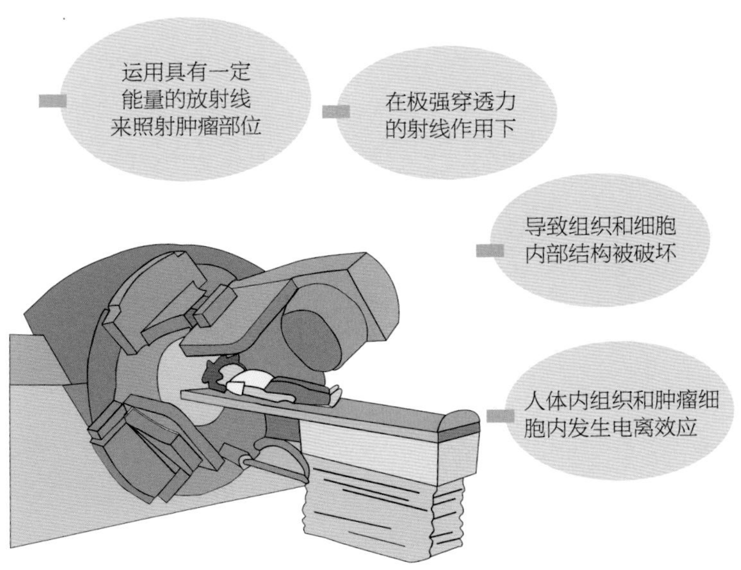

另外，射线对于不同生长发育状态的组织和细胞其影响是不同的，对于生长发育越是活跃的组织和细胞，射线的影响也越大。而众所周知，肿瘤细胞以其不受限制的“疯狂生长”为特点，因此在同样强度的射线照射下，肿瘤细胞会“优先”被杀灭。当然，正常细胞也会因此而受牵连，这也便是放疗副作用的由来，但是在可控的放射线强度下，这种影响会被降到最低。相比于手术后的巨大创伤和化疗“眉毛胡子一把抓”的不足，放射治疗更加局部和可控，因此在胃癌的治疗中成为不可或缺的一部分。

在技术不断发展，学科不断融合的当下，放疗也同其他技术不断交叉，出现了如同步放化疗、介入放射治疗等多种新技术。下面着重介绍临床使用较为广泛的新技术——同步放化疗。

临床根据胃癌的分期、分型，采用不同的治疗方案，其中部分患者进行放疗的同时给予口服或静脉化疗药物即“同步放化疗”，其包括单独同步放化疗、术前同步放化疗、术后同步放化疗等。主要目的是应用化疗药物来增加肿瘤对放射线的敏感性，同时化疗药物本身可对潜在转移的肿瘤细胞进行杀灭，从而更加彻底消灭肿瘤细胞。

同步放化疗常运用于肿瘤手术无法切除或难以切除干净的患者，亦可用于手术切除完全，术后病理提示淋巴结转移的患者，此类患者可受益于术后同步放化疗。

94

哪些胃癌患者需要放疗，有什么副作用

鉴于放疗诸多益处，是不是所有患者都需要放疗？其实不然。

按肿瘤的类型来说，目前认为未分化癌、低分化癌、管状腺癌、乳头状腺癌对于放疗均有较好的敏感性，但对于黏液腺癌和印戒细胞癌，用放疗是无效的，此两种类型的胃癌是禁忌行放射治疗的，临床医生和患者一定要仔细认清病理报告的结果，切不可盲目使用放疗。

目前对于胃癌的治疗仍然是以手术为主，放疗、化疗为辅。但是对于小部分不能手术的患者，放疗可以达到根治的目的。即使不能达到根治的目的，通过术前、术中或术后放疗，也能极大地缓解患者的病状，提高生活质量，减轻痛苦。患者需在专业医生的把关下配合治疗。

放射治疗仅仅针对胃局部肿瘤及其周围的淋巴结区域，因此副作用多以局部的上消化道反应为主，主要有恶心、反酸、呕吐、上腹不适、食欲差、消化不良等症状，呕血及便血等症状也偶有发生，但较为少见，发生率低。此外，还可能出现肝肾功能的改变，皮肤色素沉着等。

95

什么是胃癌的靶向治疗

很多中晚期胃癌在确诊的时候已经发生了转移，单靠手术无法消灭全部肿瘤，这个时候就需要化疗及其他治疗。但化疗药物并不是特异性地作用于胃癌细胞，杀敌一千，自损八百，常给患者带来很大痛苦。随着医学的迅速发展，近年来“靶向治疗”走进大家的视野，给广大中晚期胃癌患者带来福音。

所谓胃癌的靶向治疗，就是药物能瞄准胃癌特定的癌基因和信号转导通路，释放有效成分来杀伤肿瘤的治疗方法。就像用手枪来打靶一样，因为靶向药物能识别胃癌特定的靶点，因此药物进入体内后会特异地选择相关靶点来相结合发生作用，使肿瘤细胞特异性死亡，而不会波及肿瘤周围的正常组织细胞。和普通化疗药物相比，分子靶向治疗具有特异性抗肿瘤作用，效果好，并且毒性明显减少。目前应用于临床的胃癌分子靶向药物主要有以下几类。

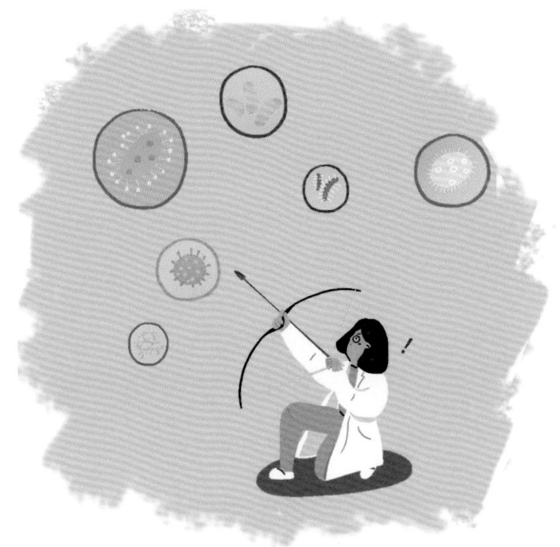

(1) 血管内皮生长因子受体（VEGFR）抑制剂

包括雷莫芦单抗、阿帕替尼。此类药物主要瞄准肿瘤细胞生长中所需要的血管，就像战斗后方物资供应，如果没有血管，则肿瘤细胞得不到血液提供的营养补给，肿瘤细胞无法生长。

雷莫芦单抗是一种血管内皮细胞生长因子受体 2 的拮抗剂，抑制肿瘤血管的生成，从而达到抗肿瘤作用。它是静脉应用，可以单独使用也可以和化疗联合应用。艾坦是甲磺酸阿帕替尼的商品名，是我国自主研发的小分子抗癌靶向药物，主要用于晚期胃癌的治疗，还用于食管癌、大肠癌等。它用药方便，可以单独口服，副作用比较小，主要副作用是高血压、皮疹、蛋白尿等。

(2) 抗 HER－2 单克隆抗体——曲妥珠单抗

HER－2 是一种原癌基因，这种基因会让机体产生一种有利于肿瘤生长的蛋白质。因此，如果检测到胃癌患者中该基因增多，就可以使用药物从源头上抑制肿瘤。曲妥珠单抗的商品名为赫赛丁，为进口静脉用药，最早用于治疗 *HER*－2 阳性的乳腺癌患者，现在也可用于 *HER*－2 阳性的胃癌患者，一般要联合化疗。

另外随着对胃癌的进一步研究，还有越来越多的靶向药物正在研究中，将给广大胃癌患者带来新希望。

96

胃癌可以使用免疫治疗吗

如今医疗科技的发展是非常迅猛的，广大患者也深深明白这一点，因此很多晚期胃癌患者在就诊时经常问医生，有没有更新、更有效的方法来治疗晚期化疗药及分子靶向药物均不敏感的胃癌?

其实不仅患者们在渴望更新、更好的疗法，医师和广大科研工作者也在夜以继日地为寻求这样的疗法而努力。近二十年来，研究者们努力尝试利用机体自身的免疫功能对抗肿瘤，这种治疗策略被称为肿瘤免疫疗法。多种免疫疗法在胃癌的治疗中也进行了积极的探索及应

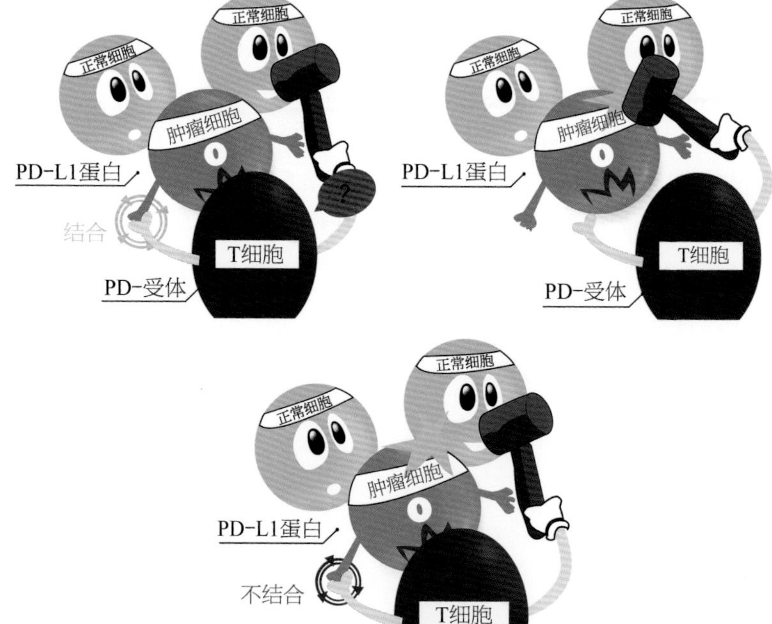

PD-1抗体灭癌细胞示意图

用。其中，最著名的免疫疗法就是程序性死亡蛋白1（PD-1）抗体的使用。T淋巴细胞是人体自身免疫功能的重要组成部分，有“人体卫士”之称，可以识别人体的肿瘤细胞并进行杀伤攻击。但是肿瘤细胞是比较狡猾的，它看到T细胞上有个标志叫做PD-1，然后肿瘤细胞便伸出一个小手（PD-L1），紧紧抓住T细胞，说“我是好人，不要杀我”，这时候T细胞会被蒙蔽，并且反而被肿瘤细胞杀死。而PD-1单抗则可以阻断PD-L1与PD-1的结合，使T细胞正常发挥杀肿瘤的功效。其中纳武单抗（Nivolumab）及帕博利珠单抗（Pembrolizumab）已在欧美获批用于治疗晚期胃癌。目前多项关于胃癌PD-1/PD-L1单抗治疗的临床试验正在展开，可以预测，这些临床试验的开展最终将使更多晚期胃癌患者从免疫治疗中获益。

另外，胃癌的免疫治疗还在过继性细胞疗法及肿瘤疫苗中取得一定进展，虽然还在初步阶段，但随着新靶点的发现及基因工程技术的进步，医学家们很有信心在近年内推出治疗晚期胃癌的更有效的免疫疗法及药物。

97

胃癌复发率高吗

其实医生对这个问题的关心程度绝不亚于患者，因为任何一名医生都深深地知道，术后胃癌的复发与否，决定着患者的预后和命运。

胃癌的复发率是多少呢？正常来讲，如果手术切除所有肿瘤细胞，那么胃癌就治愈了，不会再次复发，但是由于肿瘤细胞很小，当切除不全或个别转移时，临床无法分辨，导致“漏网之鱼”，也是胃癌复发的根源。

胃壁有四层，当肿瘤组织位于第一层时，肿瘤仅有约1%的淋巴结转移率，其5年存活率可达99%，当肿瘤侵犯第二层时，也仅有4%左右的淋巴结转移率，其5年存活率可达96%。而当肿瘤进一步发展，侵入第三、四层时，其淋巴结转移及血液转移率高，术后复发率为40%～70%，2次术后的5年生存率不足25%。

影响胃癌复发、转移的危险因素有很多。除了肿瘤的侵犯深度，肿瘤大小、位置、恶性度高、切除不完全、手术时间长、切除范围小、患者年龄、术后患者体重减轻、术后感染、手术前后输血等也是胃癌复发的独立危险因素。同时，由于一些经淋巴结转移的癌灶对化疗药物较敏感，在手术前、后行化疗有望消灭经淋巴转移的少部分游离癌细胞，从而降低术后复发率。

由此可见，胃癌的复发和多种因素有关，根治性癌组织切除和综合性治疗是防止胃癌复发的有效方法，定期随访、监测有利于早期发现胃癌的复发和转移，为患者的生存赢得更多机会。

98

保健品能治疗胃癌吗

随着我国经济的快速发展，人民的生活水平及消费水平大步提高，越来越多的人，尤其是老年人，为了延长寿命，为了享受子孙满堂的幸福生活，开始注重起养生之道，保健品正是在这种消费心理下应运而生，保健品又名营养补充品，顾名思义，是一种从食物中萃取对人体有益营养素的补充品，其实它的主要功能是维持健康、预防疾病，但近年来为了牟取暴利，一些不良商家和“专家教授”竟将保健品宣传成能治愈疾病，甚至能治疗癌症的“神药”，再加上他们的主要目标人群——老年人群体，普遍缺乏对科学知识的了解，又容易对“热情”的陌生人产生信任，故而“保健品能治疗癌症”这一谣言就此传开，不可否认，某些保健品对胃癌的治疗有一定作用，但远远达不到替代药物的地位。目前，胃癌仍是以手术治疗为主，辅以放疗或者化疗，保健品或许能在胃癌常规治疗过程中提供人体的营养支持，增强人体抵抗力，但绝不会成为胃癌的主要治疗方法，而且就我国保健品行业的实际情况来看，价格普遍不低，效果褒贬不一，购买保健品一定要慎重，尤其是预防一些所谓的“专家教授”打着开知识讲座的幌子忽悠老年人花巨资购买保健品，切勿人财两空。

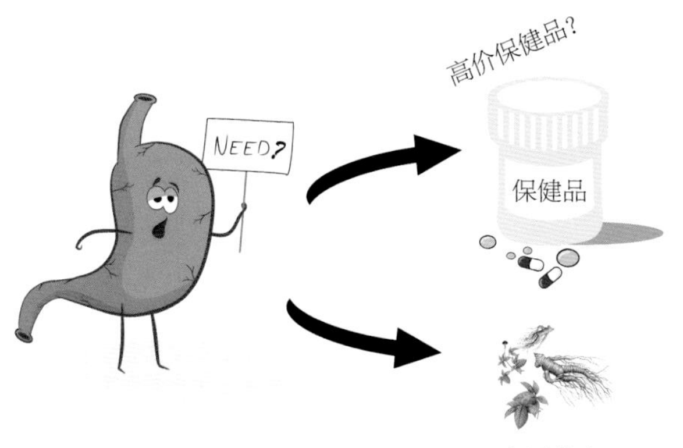

99

中医养生能够治疗胃癌吗

中医源自数千年来在与各种疾病斗争中摸索积累的医学经验，经久不衰，是我国医学史的宝贵财富，能独立成为一门学科，必然有其本身独特的治疗理念和方式。中医养生在胃癌治疗中的作用主要体现在：①作为综合治疗的一部分，与手术治疗、放疗、化疗等联合使用，减轻放疗、化疗的不良反应，使患者顺利地完成疗程，提高远期疗效。②对不适合手术治疗、放疗、化疗的患者及某些晚期胃癌患者，中药作为主要的治疗方法，其目的是尽可能改善症状，提高生活质量。因此，对于某些害怕手术或者放化疗的患者，有可能通过中医养生疗法而取得一定改善，但是，切记一定要去正规的中医院进行治疗，请勿相信虚假广告。

100

胃癌患者的心理干预

一般来说，一个胃癌患者，从确诊开始，其心理变化要经历否认期、愤怒期、抑郁期和接受期四个过程。

(1) 否认期

患者突然得知确诊为胃癌，第一反应就是企图以否认的心理方式来达到心理平衡，或者说是自我安慰。比如怀疑诊断报告有误、怀疑医生的诊断水平等。此时对待患者不必过早地劝其放弃否认去面对现实，对于失去理智的患者，要多给予理解和照顾，并注意保护患者，与患者进行思想交流，列举治愈肿瘤患者的病例，也可以让治愈好转的患者谈亲身的经历，以现身说法开导病人，使患者树立起与肿瘤对抗到底的决心，这是治疗的关键。

(2) 愤怒期

否认之后，病人常会出现强烈的愤怒和悲痛，感到对世间的一切都是无限的愤怒和不平，有被生活遗弃、被亲人抛弃的感觉。此时我们对患者要采取忍让宽容的态度，与患者进行语言和肢体语言的交流，要在精神上给予支持，要耐心、细心，要有爱心，使其能正确地对待疾病。

(3) 抑郁期

当患者在治疗过程中，想到自己还未完成的工作和事业，想到亲人及子女的生活、前途和家中的一切而自己又不能顾及时，便会从内心深处产生难以言语的痛楚和悲伤。再加上疼痛的折磨，用药难受，则进一步转化为绝望，陷入抑郁，一旦产生了这种心理之后，就可能采取各种手段过早结束自己的生命。这个时期至关重要，医生与家属要配合对其进行思想上的疏导，使患者清楚地认识到，胃癌并非“不治之症”，胃癌的 5 年生存率已大大提高，治疗手段也越来越丰富，让患者摆脱抑郁的悲观情绪，积极配合医护人员的治疗。

(4) 接受期

也有许多癌症患者虽有多种心理矛盾，但最终能认识到现实是无法改变的，惧怕死亡是无用的，而能以平静的心情面对现实、接受现实。生活得更充实更有价值，在短暂有限的时间里，实现自己的愿望和理想，这就是升华。这一时期，医护人员及患者家属要尽量配合满足患者的一些适当要求，让患者保持乐观，不留遗憾，这对于患者或者家属，都是一种解脱。